Celyn Welsh

Abnehmen mit Skyr & Low Carb

Mit leckeren Skyr Low Carb Rezepten Fett verbrennen und Gewicht verlieren

Inklusive vieler Infos über Skyr & Ernährung

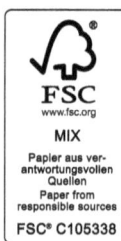

Herstellung und Verlag:
BoD - Books on Demand, Norderstedt

Covergestaltung: Celyn Welsh

Coverfoto: pixabay.com

ISBN: 978-3-7504-6213-7

Inhaltsverzeichnis

Haftungsausschluss

Die in diesem Buch enthaltenen Angaben und Informationen wurden von der Autorin nach bestem Wissen und Gewissen erstellt und mit größter Sorgfalt überprüft. Trotzdem können Fehler nicht ausgeschlossen werden. Eine Garantie und Gewähr für die Richtigkeit, Vollständigkeit und Aktualität des Inhalts kann daher nicht übernommen werden. Somit haftet die Autorin auch nicht für Schäden aller Art, die sowohl durch eigens fehlerhaftes Anwenden als auch durch fehlerhafte und unvollständige Informationen verursacht werden. Jegliche Rechts- und Schadensersatzansprüche sind daher ausgeschlossen. Ebenso übernimmt die Autorin auch keine Garantie und Haftung für ausbleibende Erfolge. Die Verantwortung und das Risiko bei der Umsetzung der bereitgestellten Informationen liegen allein beim Leser.

Was ist Skyr?

Skyr ist in aller Munde. Überall liest man von dem isländischen Milchprodukt, das beim Abnehmen helfen soll, und auch in den Supermarktregalen wird Ihnen das neue Produkt sicherlich schon aufgefallen sein. Doch was ist Skyr eigentlich? Und hilft es tatsächlich beim Abnehmen? Diese und andere Fragen werde ich hier ausführlich beantworten, so dass Sie am Ende einen guten Überblick über das neue Trendprodukt haben und mit zahlreichen Hintergrundinfos versorgt sind. Viele leckere Low-Carb und Keto-Rezepte, die beim Abnehmen helfen, runden die Informationen ab. Also, los geht`s!

Die Aussprache

Damit Sie das Wort "Skyr" zukünftig richtig aussprechen und im Verlauf des Buches richtig lesen, widmen wir uns als erstes der richtigen Aussprache.
Vor den Supermarktregalen herrscht Uneinigkeit darüber, wie man das Wort denn nun richtig ausspricht. Oft zu hören ist die englische Aussprache, die ähnlich wie das Wort "Sky" klingt. Aber auch eine türkisch anmutende Variante wie "Skür" kommt vor. Doch beides ist nicht korrekt. Dazu muss man natürlich wissen, dass Skyr aus Island stammt und dementsprechend ausgesprochen wird. Bei der richtigen Aussprache wird das "y" zu einem "ie", also "Skier". Achtung: nicht wie das winterliche Sportgerät mit "sch" aussprechen, sondern tatsächlich mit "k". Die richtige Aussprache klingt dann ähnlich wie "Bier", "hier" oder "Stier". Die Betonung des Wortes liegt allerdings auf dem "r", dass im isländischen leicht gerollt wird.

Jogurt oder Quark?

Weder noch. In Deutschland wird Skyr als Frischkäse eingestuft. Unter die Bezeichnung fallen Milchprodukte bzw. Käsesorten, die gar nicht oder nur sehr kurz reifen müssen und somit sofort verzehrt werden können. Von der Konsistenz her könnte man eventuell noch auf einen cremigen und lockeren Frischkäse schließen, geschmacklich aber überhaupt nicht, denn salzig schmeckt Skyr auf keinen Fall!

Also, womit ist Skyr dann eher zu vergleichen? Skyr erinnert tatsächlich an eine Mischung aus Jogurt und Quark. Die Konsistenz ist etwas fester als Jogurt, aber cremiger als ein Magerquark. Zudem ist Skyr locker und luftig. Beim Umrühren wird die feste Konsistenz immer cremiger. Auch wenn Skyr im ersten Moment säuerlich wie ein Jogurt riecht und schmeckt und das erste Gefühl auf der Zunge an einen cremigen Jogurt erinnert, kommt doch ganz schnell der typisch trockene Geschmack eines Magerquarks durch. Oft wird Skyr daher auch als "besserer" Magerquark bezeichnet.

Die Herstellung

Wie im vorherigen Punkt erwähnt, gehört Skyr zur Gruppe der Frischkäse, die nur sehr kurz oder gar nicht reifen müssen und daher schnell zum Verzehr bereit stehen. Zur Herstellung wurde früher Schafsmilch verwendet, heute wird Skyr aus entrahmter, also fettarmer Kuhmilch zubereitet. Diese wird auf 75 Grad erhitzt, um Bakterien abzutöten. Nach dem Abkühlen auf etwa 40 Grad wird die Milch mit Milchsäurebakterien und Lab angedickt und nach 24 Stunden die überschüssige flüssige Molke abgeschöpft. Fertig ist Skyr.

Die Nährwerte

Zur Information: Die folgenden Angaben beziehen sich immer auf 100 Gramm.

Da bei der Herstellung entrahmte Milch verwendet wird, weist Skyr einen sehr niedrigen Fettgehalt von meistens 0,2 Gramm, maximal 0,5 Gramm auf und ist somit vergleichbar mit Magerjogurt und Magerquark. Der Protein-, also Eiweißgehalt liegt bei 11 Gramm, was Skyr besonders bei Sportlern und bei Low Carb und Keto-Diäten interessant macht. Magerquark weist allerdings einen noch höheren Proteingehalt von 13 Gramm auf, Magerjogurt lediglich einen Eiweißgehalt von maximal 3,5 Gramm. Im Bereich der Kohlenhydrate liegen Skyr und Magerquark bei knapp über 3 Gramm, Magerjogurt hat mit 5 Gramm einen etwas höheren Kohlenhydrateanteil. Bei den Kalorien ist Magerjogurt mit nur 37 Kalorien wiederum der Vorreiter, am schlechtesten schneidet hier der Magerquark mit etwa 71 Kalorien ab. Skyr liegt mit 57 Kalorien dazwischen. Sehen lassen kann sich bei Skyr der hohe Kalziumwert mit 150 Milligramm. Magerjogurt liegt bei knapp über 140 Milligramm, Magerquark hingegen bei knapp über 90 Milligramm. Zusammenfassend lässt sich also folgern: Auch wenn Skyr nicht an den Eiweißgehalt eines Magerquarks kommt und an den niedrigen Kalorienwert eines Magerjogurts, so stehen alle Werte von Skyr im Durchschnitt in Bezug aufs Abnehmen doch am besten dar.

Die Haltbarkeit

Industriell hergestellter Skyr hat ein Mindesthaltbarkeitsdatum von 3-4 Wochen. Auch wenn das MHD schon abgelaufen ist, heißt es nicht, dass das Produkt schon verdorben ist. Oft sind Milchprodukte noch einige Zeit nach dem Ablaufdatum genießbar. Auch ein aufgeblähter Deckel ist bei Milchprodukten kein Indiz dafür, dass das Produkt schlecht geworden ist. Mit der Zeit fangen lediglich die Milchsäurebakterien an zu gären, was zur Gasbildung führt. Das Gas sorgt dann schließlich für die Wölbung des Deckels.

Wenn das MHD abgelaufen ist und Sie sich nicht sicher sind, ob Ihr Skyr noch gut ist, öffnen Sie einfach den Deckel und riechen dran. Riecht er noch gut, nehmen Sie eine kleine Menge davon in den Mund und lasse Sie sie auf der Zunge zergehen bis sich das Aroma im Mund entfaltet. Sollte der Skyr unangenehm riechen oder die Probe nicht schmecken oder sollten Sie sich nicht sicher sein, werfen Sie die Packung lieber weg! Verschimmelte Produkte gehören selbstverständlich sofort in den Müll! Geöffneter und selbst hergestellter Skyr hält sich etwa 3-5 Tage im Kühlschrank.

Die Herkunft

Eine Legende besagt, dass die Wikinger im 9. Jahrhundert Skyr nach Island brachten. Von da an galt Skyr als Grundnahrungsmittel vieler Bauern, die ihn selbstverständlich selbst herstellten, und zwar aus Schafsmilch. Heute ist das beliebte Milchprodukt zentraler Bestandteil der isländischen Esskultur und wird aus Kuhmilch hauptsächlich von großen Molkereien hergestellt. Traditionell wird Skyr in Island zusammen mit Zucker und Heidelbeeren gegessen, aber Skyr lässt sich auch wunderbar mit anderen Früchten kombinieren oder in salzigen Rezepten einsetzen.

Auch in den isländischen Mythen spielt Skyr eine Rolle. "Skyrgámur", übersetzt "der Skyr-Gierschlund", ist der

Name des achten der dreizehn isländischen Weihnachtstrolle. Ab dem 12. Dezember kommt täglich ein neuer Troll zu Besuch und stiftet auf seine ganz spezielle Art und Weise Ärger. Der erste Troll namens "Stekkjastaur" hat es z. B. auf die Milch der Mutterschafe im Stall abgesehen. Am 19. Dezember ist demzufolge der Skyrgámur dran, der sich auf das Stehlen von Skyr konzentriert. Am 24. Dezember sind dann schließlich alle Trolle vereint. Doch bereits am nächsten Tag, dem 25. Dezember, verschwindet täglich wieder ein Troll, und zwar in der Reihenfolge, in der sie gekommen sind. Am Dreikönigstag, dem 06. Januar, herrscht dann schließlich wieder Ruhe.

Wo kann ich Skyr kaufen?

In diesem Kapitel widmen wir uns den Bezugsquellen, Marken, Geschmacksvarianten und Qualitätsunterschieden. Selbstverständlich können Sie Skyr auch selbst herstellen. Das Rezept dazu finden Sie ebenfalls in diesem Kapitel.

Geschäfte und Marken

Die schwedisch-dänisch Molkereigenossenschaft "Arla Foods" hat als erstes Skyr in Deutschland eingeführt. Mittlerweile haben die meisten Discounter und Supermarktketten nachgezogen und bieten Skyr unter ihren eigenen Marken an.
Bei Aldi-Süd ist dies z. B. die Eigenmarke "Desira", bei Aldi-Nord "Milsa", bei EDEKA "Gut & Günstig", bei REWE "ja!", bei Kaufland "K-Classic", bei Lidl "Milbona" und bei Netto "Gutes Land". Preislich liegen sie meist unter der Marke Arla Foods, die Nährwerte weisen allerdings kaum Unterschiede auf.

In Bio-Qualität erhält man Skyr im Supermarkt bisweilen nur bei famila und Markant von der Marke "Biogreno" in Naturland-Qualität.

Im Biofachhandel ist Skyr auch schon angekommen. Hier gibt es Skyr von der dänischen Molkerei "Thise Mejeri" zu kaufen.

In Österreich bietet Interspar Skyr unter der Eigenmarke "SPAR Natur*pur" an. Von der Molkerei "Biedermann" ist Skyr in der Schweiz erhältlich.

Geschmacksvarianten

Wie auch beim Jogurt erhält man Skyr inzwischen in mehreren Geschmacksvariationen. Jede Marke bietet unterschiedliche Varianten an. Neben den bekannten Klassikern Erdbeere, Himbeere, Heidelbeere, Pfirsich-Maracuja und Vanille, gibt es vor allem von der Marke Arla kreativen Kombinationen wie Heidelbeere-Holunder, Pfirsich-Himbeere, Rote Früchte, Himbeere-Cranberry oder Aprikose-Sanddornbeere.

Auch wenn die Geschmacksrichtungen verlockend klingen, Skyr pur zu genießen ist die gesündeste Variante, denn hier ist kein Zucker zugesetzt. Wer es trotzdem etwas süßer und fruchtiger mag, kann ein wenig Zuckerersatzstoffe wie Xylit (Birkenzucker), Erythrit, Kokosblütenzucker, Stevia, Agavendicksaft oder Honig und/oder frische Früchte dazugeben.

Qualität

Entscheidend für die Qualität eines Milchproduktes ist hauptsächlich die verwendete Milch und die ist wiederum abhängig von der Haltung der Milchkühe und der Verarbeitung. Immer mehr steht die herkömmliche Landwirtschaft in der Kritik. Die Rede ist von Massentierhaltung in engen Ställen ohne Auslauf, Verwendung von Pestiziden, Einsatz von Antibiotika, Anbau von gentechnisch manipulierten Pflanzen, von Monokultur und Überdüngung. Wer Milchprodukte aus konventionell erzeugter Milch verzehrt, unterstützt somit die oben genannten Praktiken und tut den Tieren, unserer Umwelt und sich selbst nichts Gutes. Gen-Pflanzen wie Soja, Raps und Mais werden in der herkömmlichen Landwirtschaft häufig als Futter für die Kühe verwendet, was sich auf die Qualität der Milch auswirkt. Pestizid- und Antibiotikarückstände landen ebenfalls oft in der Milch. Zwar testen die Bauern ihre Milch auf Antibiotika, denn die Molkereien nehmen Milch mit Rückständen nicht ab und auch die in Proben nachgewiesenen Pestizidwerte lagen zwar meistens unter dem gesetzlichen Grenzwert, sicher ist man aber nur, wenn man auf Bio-Produkte zurückzugreift. Die Haltungsbedingungen der Tiere sind artgerechter, das Futter ist gentechnikfrei, die Verwendung von Pestiziden verboten und der Einsatz von Antibiotika nur begrenzt erlaubt. In Laboruntersuchungen wurde zudem festgestellt, dass Bio-Milch einen höheren Gehalt an Omega-3-Fettsäuren aufweist. Das liegt daran, dass Bio-Kühe überwiegend Gras und Heu fressen und Kraftfutter nur nach Bedarf zugefüttert wird.

Aber auch bei Bio-Milch gibt es Unterschiede. Frische Milch, die sogenannte Rohmilch, ist am gesündesten, da sie nicht pasteurisiert (erhitzt) und homogenisiert wird, enthält dafür aber auch viel Fett. Im Biofachhandel bekommt man allerdings Milch, die nicht homogenisiert wurde. Bei der Homogenisierung werden die Fettkügelchen der Milch zerkleinert, was ein Aufrahmen der Milch verhindert und eine bessere Verdauung begünstigt. Viele kritisieren diesen Vorgang, da die Fettkügelchen so klein werden, dass sie die Darmschleimhaut durchdringen und ins Blut gelangen können, wo sie Allergien und andere Krankheiten auslösen können. Nachgewiesen werden konnte der krankmachende Effekt der Homogenisierung bisher aber nicht.

Skyr selbst herstellen

Selbstverständlich können Sie Skyr auch ganz einfach selbst herstellen. Der Vorteil ist, dass Sie die Milch selbst wählen können und die Kontrolle über die einzelnen Herstellungsschritte haben. Kostengünstiger ist es dazu auch noch.

Die Zutaten für 1 Liter Skyr:

- 2 l Magermilch
- 400 g saure Sahne bzw. Sauerrahm
- eine halbe Labtablette (aus der Apotheke)

Die Kochutensilien:

- einen großen Topf für die Milch
- eine Schale für die Sahne
- ein Leintuch zum Abschöpfen der Molke (z. B. Käseleinen)
- eine Glasflasche oder anderes Gefäß aus Glas

Wichtig ist, dass alle Utensilien keimfrei, steril und sauber sind! Das erreichen Sie, wenn Sie die Gegenstände mit kochendem Wasser ab- und ausspülen.

Die Zubereitung:

1. Die Milch aufkochen und dabei aufpassen, dass sie nicht am Boden anbrennt.
2. Anschließend auf 40 Grad abkühlen lassen (mit einem Küchenthermometer nachmessen).
3. Die saure Sahne glatt rühren und unter die noch warme Milch mischen.
4. Die Lab-Tablette in lauwarmem Wasser auflösen

und ebenfalls in die Milch-Sahne-Mischung geben.

5. Den Topf zudecken und bei Raumtemperatur 24 Stunden ruhen lassen.

6. Nach 24 Stunden die Masse in das sterile Leintuch gießen und die Molke abtropfen lassen bis sich im Tuch eine feste Konsistenz gebildet hat. Das kann mehrere Stunden dauern, je nachdem wie fest man den Skyr haben möchte. Umso länger man wartet, desto trockener wird die Substanz.

7. Den Skyr in eine sterile Schüssel geben und glatt rühren. Dann in ein abgekochtes, steriles Glasgefäß umfüllen. Gut verschließen und ab in den Kühlschrank. Hier hält sich der Skyr etwa 4-5 Tage.

Wie gesund ist Skyr?

Wie im vorherigen Kapitel schon erwähnt, sollte das Produkt so natürlich und rückstandsfrei wie möglich hergestellt worden sein und ein höchstes Maß an Inhaltsstoffen aufweisen. Außerdem empfiehlt sich der Verzehr der puren Variante, da Geschmacksvariationen mit Früchten oft viel Zucker und andere Zusatzstoffe erhalten, im Verhältnis dazu aber wenig Frucht. Genießt man Skyr pur oder verarbeitet ihn in Rezepten, kann man die Frucht -und Zuckermenge selbst variieren oder ggfs. auf Zuckerersatzstoffe zurückgreifen. Oft reicht auch nur die Zugabe von Früchten ohne Zucker.

Die Inhaltsstoffe

Mit den Nährwertangaben haben wir uns ja bereits beschäftigt. Sie lassen schon einige Rückschlüsse auf die gesundheitsfördernde Wirkung von Skyr schließen. Nun widmen wir uns den gesundheitlichen Effekten der Inhaltsstoffe.
Der hohe **Eiweißgehalt** ist für Sportler und Low-Carb-Keto-Diäten interessant. Sportler benötigen Eiweiß bzw. Proteine hauptsächlich zum Muskelaufbau. Bei Low-Carb und Keto-Diäten verbrennt das Eiweiß Fett. Für letztere ist auch der niedrige Kalorien- und Kohlenhydratewert attraktiv. So lässt Skyr den Blutzuckerspiegel nicht so schnell ansteigen und abfallen, vorausgesetzt, man isst ihn ohne Zucker. Des Weiteren punktet Skyr mit einem hohen **Kalziumgehalt**, der sich nicht nur positiv auf unsere Knochen und Zähnen auswirkt, sondern u.a. auch auf unsere Muskeln, unsere Stoffwechselvorgänge und sogar auf unseren Herzrhythmus. Kalzium

beugt zudem Arterienverkalkungen vor. **Kalium und Magnesium** kommen ebenfalls in Skyr vor und regulieren den Blutdruck.

Wie alle Milchprodukte enthält Skyr auch **Omega-6 und Omega-3-Fettsäuren**, die essenziell für unseren Körper und unsere Gesundheit sind und nur über unsere Nahrung aufgenommen werden können. Ein Mangel an Omega-6-Fettsäuren ist eher unwahrscheinlich, weil viele Lebensmittel Omega-6 enthalten. Omega-6-Fettsäuren sind Bestandteil der Zellmembranen und bilden Stoffe, die den Blutdruck regulieren. Außerdem senken sie das schlechte LDL-Cholesterin, aber leider auch das gute HDL-Cholesterin. Des Weiteren ist Omega-6 an Wachstums- und Reparaturprozessen beteiligt. In Milch und Milchprodukten ist die Omega-6-Fettsäure Arachidonsäure enthalten, die zwar freie Radikale bildet, um schädliche Substanzen abzuwehren, aber leider dadurch auch entzündungsfördernd ist. Daher sollte man Milchprodukte nur in Maßen genießen.

Dass Omega-3-Fettsäuren auch in der Milch, in Milchprodukten, Butter und Rindfleisch enthalten sind, ist hingegen wenig bekannt. Als guter Omega-3-Lieferant wird meistens fettiger Fisch (wie z. B. Lachs, Makrele und Hering) genannt und als pflanzliche Quelle Leinöl und Walnüsse. Voraussetzung für einen hohen Omega-3-Gehalt in Milchprodukten und Fleisch ist aber, dass die Kuh auf einer Wiese gegrast hat, die viele Wiesenkräuter beheimatet. Wiesenkräuter, allen voran Löwenzahn und Rotklee, liefern nämlich viel Omega-3-Fettsäuren. Bei Milchprodukten von der Alm und aus dem Hochschwarzwald ist dies der Fall. Außerdem sind, wie im vorherigen Kapitel schon erwähnt, in Bio-Milchprodukten höhere Mengen an Omega-3-Fettsäuren nachgewiesen worden.

Zu guter Letzt sollten die **Milchsäurebakterien**, die in Skyr reichlich vorhanden sind, nicht unerwähnt bleiben. Sie helfen dabei eine gesunde Darmflora aufzubauen, was wiederum jede Menge gesundheitliche Vorteile mit sich bringt wie z. B. ein stabiles Immunsystem.

Allergie und Laktoseintoleranz

Da es sich bei Skyr um ein Milchprodukt handelt, enthält auch er das Enzym Laktose, allerdings in genauso kleinen Mengen wie in Jogurt oder Quark, und zwar etwa 5 Gramm pro 100 Gramm. Jeder, der eine **Laktoseintoleranz** hat, weiß selbst, wie viel er von diesen Produkten genießen kann. Heutzutage gibt es Tabletten, die das fehlende Enzym Laktase enthalten und hin und wieder den Genuss von Milchprodukten zulassen.

Für Menschen mit einer **Milchproteinallergie** sieht es dagegen schlechter aus. Sie sollten komplett auf Milchprodukte und somit auch auf Skyr verzichten, denn er enthält die Proteine Casein, alpha-Laktalbumin und beta-Laktoglobulin. Der Verzehr kann bei Milchproteinallergikern typische allergische Reaktionen wie Übelkeit, Erbrechen, Bauchkrämpfe und Ausschlag hervorrufen.

Vegetarier und Veganer

Für Veganer kommt das neue Trendprodukt natürlich nicht in Frage, da es aus Milch hergestellt wird und somit ein tierisches Produkt ist. Vegane Alternativen gibt es zurzeit noch nicht auf dem Markt, aber vielleicht wird dies zukünftig der Fall sein. Bis dahin müssen Veganer auf veganen Quark oder Jogurt zurückgreifen, der meist auf Soja- oder Mandeln basiert.

Auch für Vegetarier ist Skyr nicht so ohne Weiteres genießbar, denn bei der Herstellung von Skyr wird genauso wie bei der Herstellung von Quark Lab verwendet. Dieses kann sowohl aus Mägen geschlachteter Kälber stammen, also tierischen Ursprungs sein, oder mikrobiell erzeugt werden. Um das herauszufinden, hilft nicht immer ein Blick auf die Zutatenliste des Produkts, denn Lab ist gesetzlich den Hilfsstoffen zugeordnet und muss daher nicht gekennzeichnet werden. Einige Hersteller führen Lab in der Zutatenliste mit auf. Sollte dies nicht der Fall sein oder der Ursprung des Labs nicht klar genannt sein, hilft nur Nachfragen beim Hersteller.

Mit Skyr abnehmen

Aus den vorherigen Kapiteln geht schon hervor, auf welche Art und Weise Skyr beim Abnehmen helfen kann. Nun wollen wir uns dem Thema "Abnehmen mit Skyr" intensiver beschäftigen.

Um gleich einiges vorweg zu nehmen: Skyr ist kein neues Wundermittel, das Ihre Pfunde in Windeseile zum Schmelzen bringen wird. Es gibt auch keine Skyr-Diät, bei der Sie ausschließlich Skyr verzehren. Außerdem sollten Sie Skyr nicht kiloweise in sich hineinlöffeln, schon gar nicht zusätzlich zu Ihrer normalen Ernährung! Skyr ist immer noch ein Lebensmittel mit Kalorien, Fett, Eiweiß und Kohlenhydraten. Nach wie vor gilt die Regel: Nehmen Sie nur so viele Kalorien zu sich wie sie auch verbrennen! Und wenn Sie abnehmen möchten, müssen Sie weniger Kalorien aufnehmen als Sie zu sich nehmen oder mehr Kalorien verbrennen. Sport hilft nach wie vor dabei zusätzlich Kalorien zu verbrennen.

Wie kann ich mit Skyr abnehmen?

Unter dem Kapitel "Die Nährwerte" haben wir schon einige Inhaltsstoffe von Skyr, Magerquark und Magerjogurt miteinander verglichen und festgestellt, dass Skyr bezogen auf das Abnehmen insgesamt besser abschneidet. Fassen wir die Vorteile noch einmal zusammen: Skyr besitzt einen niedrigen Fett-, Kohlenhydrate- und Kalorienanteil und einen hohen Eiweiß- und Kalziumgehalt. Wenig Fett, Kalorien und Kohlenhydrate helfen uns dabei nicht so viele Pfunde anzusetzen, während uns der hohe Eiweißgehalt gleichzeitig dabei hilft Fett zu verbrennen. Auch auf das Hungergefühl haben die Werte einen positiven Einfluss. So hält der hohe Eiweißgehalt länger satt und der niedrige Kohlenhydrateanteil hat den Vorteil, dass der Blutzuckerspiegel nicht so schnell steigt und somit auch langsamer fällt, was Ihnen die Heißhungerattacken erspart. Der hohe Kalziumgehalt interessiert uns beim Abnehmen zwar nicht so sehr, trotzdem sorgt er für kräftige Knochen und gesunde Zähne. Wie oben zur Einleitung des Kapitels schon angesprochen, geht es nun nicht darum Skyr zusätzlich zu unserer Ernährung zu verzehren oder gar ausschließlich unsere Ernährung damit zu ersetzen. Wir würden so entweder zu viele Kalorien aufnehmen oder uns zu einseitig ernähren.

Wie kann ich Skyr am besten in meine Ernährung integrieren?

Am besten ersetzt man zukünftig Quark, Jogurt, Frischkäse, Schmand & Co. durch Skyr. Das geht schon wunderbar zum Frühstück. Statt Müsli mit Jogurt gibt es von nun an Müsli mit Skyr. Wer lieber Brot isst, kann sich auch einen Aufstrich oder einen Dip selbst herstellen. Selbst in Smoothies macht Skyr eine leckere Figur. In Soßen zu Hauptgerichten, in Dressings für Salate und auch in Suppen findet Skyr ebenfalls Verwendung. Und wer gerne backt, kann auch hier Quark, Jogurt und Co durch Skyr ersetzen. Wie Sie feststellen, sind dem Einsatz von Skyr kaum Grenzen gesetzt. Sie sollten aber darauf achten, welche Lebensmittel Sie mit Skyr kombinieren und wie viel Sie im Allgemeinen essen, sonst können die guten Nährwerte von Skyr gegebenenfalls auch nicht mehr viel bewirken. Wer zum Beispiel eine gesüßte Limonade trinkt und dazu eine Tüte Nachos oder Chips mit einem Skyr-Dip verdrückt, darf keinen allzu großen Abnehmeffekt erwarten, nur weil er ein bisschen Skyr verzehrt hat. Wie Ihnen nun vielleicht klar wird, sind auch die altbekannten Abnehmtipps in Zusammenhang mit Skyr gültig: wenig Kalorien und gesunde Lebensmittel zu sich nehmen und Sport treiben. Bestimmte Diäten bzw. Ernährungsformen eignen sich übrigens hervorragend für die Verwendung von Skyr. Dazu nun mehr im nächsten Punkt.

Mit welchen Diäten und Ernährungsformen kann ich Skyr am besten kombinieren?

An erster Stelle steht die **Low-Carb-Diät**. Bei dieser Diät werden kohlenhydratreiche Lebensmittel reduziert und durch eiweiß- und fettreiche Lebensmittel ersetzt. Dazu passt Skyr mit seinem niedrigen Kohlenhydrateanteil und hohen Eiweißgehalt natürlich perfekt.

Es gibt noch die Unterform **Low-Carb High Fat**, bei der nicht nur darauf geachtet wird, die Kohlenhydrate zu reduzieren und sie durch eiweiß- und fettreiche Lebensmittel zu ersetzen, sondern auch bewusst mehr fettreiche Lebensmittel konsumiert werden, damit sich der Körper aus dem Fett die Energie ziehen kann. Für diese Ernährungsform ist Skyr vielleicht nicht so unbedingt geeignet, denn wie wir ja nun wissen, weist Skyr einen niedrigen Fettanteil auf.

Eine strengere Form der Low-Carb-Diät stellt die **Keto-gene Ernährung** bzw. **Keto-Diät** dar. Hier wird der Kohlenhydrateanteil soweit reduziert, bis sich der Körper die Energie aus Fett und den sogenannten "Ketonkörpern" ziehen kann. Diese entstehen durch den Abbau von Fettsäuren in der Leber, wenn die Energie nicht mehr aus Kohlenhydraten gewonnen werden kann. Dieser Vorgang nennt sich Ketose. Wie auch bei der Low-Carb-Diät gibt es bei der ketogenen Ernährung keine Vorschrift, wie viel Kohlenhydrate erlaubt sind. Wichtig ist, dass die Produktion des Ketonkörpers angeregt wird, und das ist bei jedem individuell. Aufgrund dieser Tatsache ist Skyr bei dieser Ernährungsform nur bedingt einsatzfähig. Er besitzt zwar einen niedrigen Kohlenhydrateanteil, aber auch einen niedrigen Fettgehalt.

Die **Low-Fat-Diät** ist das Gegenteil von der Low-Carb-Diät und war in den 80er Jahren sehr populär. Mittlerweile erfreut sich die Low-Carb-Diät allerdings größerer Beliebtheit. Tatsächlich konnte bisher wissenschaftlich nicht nachgewiesen werden, welche Diät die effektivere zum Abnehmen ist, da es für beide Diäten jede Menge Erfolgsgeschichten gibt. Hier spielen sicherlich individuelle Faktoren eine Rolle und jeder muss für sich herausfinden, welche für ihn die beste Ernährungsform ist. Auf alle Fälle passt Skyr gut zur Low-Fat-Diät aufgrund seines niedrigen Fettgehalts.

Normalerweise lässt sich Skyr nicht in eine **Paleo-Diät** integrieren. Unter Paleo-Diät versteht man die steinzeitliche Ernährungsform, also die eines Jägers und Sammlers, der noch kein Vieh gehalten und Milchprodukte hergestellt hat. Strenggenommen bezieht sich diese Diät aber nur auf eine bestimmte Gattung eines Steinzeitmenschen, wie z. B. den in unseren Breitengeraden lebenden Homo Sapiens. Andere Völker in anderen Breitengeraden haben sich in der Steinzeit nämlich durchaus anders ernährt wie z. B. die Inuit, die sich aufgrund ihres Lebensraumes nur von Fleisch und Fisch ernähren konnten oder einige Nomadenvölkern wie z. B. den Massai in Afrika, deren Hauptnahrungsmittel aus Milch bestand. Allerdings wurde die Milch nicht zu einem Milchprodukt wie Jogurt oder Skyr verarbeitet.

Da das **Intervallfasten oder intermittierende Fasten** keine Lebensmittel ausschließt, sondern sich nur nach Uhrzeiten und Zeiträumen richtet, ist der Verwendung von Skyr hier keine Grenzen gesetzt.

Wer sich **koscher** (jüdisch) oder **halal** (muslimisch) ernährt, kann prinzipiell Milchprodukte verzehren. Bei der koscheren Ernährung muss zusätzlich beachtet werden, dass Milchprodukte und Fleisch nicht zusammen konsumiert werden dürfen. Außerdem gelten nur Produkte von Paarhufern als koscher, die auch gleichzeitig Wiederkäuer sind. Milchprodukte aus Kuh-, Ziegen- oder Schafsmilch stellen somit kein Problem dar.

Die **Rohkosternährung** erlaubt keine pasteurisierten bzw. erhitzten Lebensmittel. Dies ist bei der Herstellung von Skyr aber der Fall, denn hier wird die Milch auf etwa 75 Grad erhitzt. Somit kann Skyr nicht in eine Rohkosternährung integriert werden.

Beim **Clean Eating** wird auf zu stark industriell verarbeitete Lebensmittel verzichtet. So natürlich und naturbelassen wie möglich ist hier die Devise, denn zu viele Zusatzstoffe belasten den Körper. Wer noch einen Schritt weitergeht, wählt zudem nur Bio-Produkte, da diese durch das Weglassen von Pestiziden, Antibiotika & Co. weniger belastet sind. Doch auch hier gibt es verarbeitete Lebensmittel mit Zusatzstoffen, die man beim Clean Eating weglassen sollte. Pure Milchprodukte schließt das Clean Eating generell nicht aus. Skyr pur ist somit essbar, auf die Geschmacksvariationen sollte man aber lieber verzichten.

Laktosefrei ist Skyr nicht, enthält aber genauso wenig Laktose wie Quark oder Jogurt. Wer schon bei kleinen Mengen Laktose empfindlich reagiert, sollte Skyr daher meiden oder entsprechende Tabletten zu sich nehmen, die den Genuss von laktosehaltigen Lebensmitteln zulassen.

Bei der **zuckerfreien Diät** lässt sich Skyr pur einsetzen und nur mit natürlichen Früchten oder gesunden Zuckerersatzstoffen wie Agavendicksaft, Birkenzucker, etc. süßen. Die Skyr-Produkte mit Geschmackvariationen enthalten Zucker und sollten bei dieser Diät gemieden werden.

Veganer müssen leider auf Skyr verzichten, denn er wird aus Milch hergestellt. Eine Alternative auf Sojabasis oder dergleichen gibt es noch nicht auf dem Markt. Als Ersatz steht nur veganer Jogurt oder Quark zur Verfügung. **Vegetarier** dürfen Milchprodukte verzehren und somit auch Skyr, sollten aber darauf achten, dass es kein tierisches, sondern nur mikrobielles Lab enthält (siehe Kapitel Vegetarier und Veganer).

Der neue Trend des **Intuitiven Essens** erlaubt selbstverständlich den Verzehr von Skyr, denn hier ist alles erlaubt, was gesund ist und schmeckt.

Sicherlich gibt es noch mehr Ernährungsformen, hier seien nur die wichtigsten und gängigsten genannt.

Skyr & Low Carb

Wie Sie vielleicht nun festgestellt haben, lässt Skyr allein die Pfunde nicht purzeln. Den besten Abnehmeffekt erzielen wir, wenn wir Skyr mit einer Low-Carb-Diät kombinieren und in den Rezepten Jogurt und Quark durch Skyr ersetzen. Im vorherigen Kapitel habe ich zwar erwähnt, dass sich Skyr auch wunderbar mit einer Low-Fat Diät kombinieren lässt. Da sich Low-Carb aber aktuell einer größeren Beliebtheit erfreut und ich persönlich von dieser Diät überzeugter bin, finden Sie in diesem Buch Low-Carb-Rezepte in Kombination mit Skyr. Den höchstmöglichen Erfolg beim Abnehmen erreichen Sie, wenn Sie zusätzlich Sport treiben, insgesamt weniger Kalorien zu sich nehmen als Sie verbrauchen und beim Abendessen ganz auf Kohlenhydrate verzichten. Kohlenhydrate liefern schnell Energie und treiben den Blutzuckerspiegel in die Höhe. Doch im Schlaf brauchen wir die Energie nicht, so dass der Körper den Zucker in Fett umwandelt und in den Fettdepots einlagert. Tagsüber sind wir aktiver, so dass der Körper die Kohlenhydrate besser verwerten und verbrennen kann. Außerdem lege ich Ihnen ans Herz, sich nach dem Intervallfasten zu richten. Am besten eignet sich dazu das 16:8 Intervallfasten. Hier essen Sie 16 Stunden lang nichts und in den übrigen 8 Stunden 2 Mahlzeiten. Die 16:8-Methode hat den Vorteil, dass in den 16 Stunden der Körper die Nahrung komplett verdauen, entgiften und die Fettreserven verbrennen kann. Zudem hat er innerhalb der 8 verbleibenden Stunden zwischen den 2 Mahlzeiten mindestens 5 Stunden Zeit, die Nahrung wenigstens im Magen zu verdauen. Dies ist auch die Zeitspanne, nach der man natürlicherweise wieder Hunger bekommt. Bitte beachten Sie dabei, die letzte Mahlzeit 2-3 Stunden vor dem Schlafen einzunehmen, damit der Körper noch genügend Zeit zum Verdauen hat und er im Schlaf ungehindert seinen Regenerations- und Reparaturaufgaben nachkommen kann. Muss der Körper während des Schlafs die Verdauungsarbeit leisten, beeinträchtigt dies unsere nächtliche Erholungsphase. Wir schlafen unruhig und fühlen uns am nächsten Tag unausgeschlafen. Forscher haben in diesem Zusammenhang herausgefunden, dass nach schlaflosen Nächten weniger Kalorien verbrannt werden und das Hormon Ghrelin im Blut erhöht ist, welches für das Hungergefühl zuständig ist. Das Sättigungshormon Leptin hingegen war niedriger. Somit besteht die Tendenz bei Unausgeschlafenen, sich am nächsten Tag kalorienreicher zu ernähren als bei Ausgeschlafenen, zumal die Lust auf Süßes nach schlaflosen Nächten größer ist als nach einer ausgeschlafenen Nacht. Und das wollen wir bei einer Diät ja vermeiden, sonst schleppen wir uns dauernd mit einem Hungergefühl und Lust auf etwas Süßes durch den Tag.

Zusammenfassung Abnehmen

Fassen wir die wirksamsten Abnehmtipps für eine Skyr-Low-Carb-Diät noch einmal zusammen:

- Kohlenhydrate in der Ernährung reduzieren.

- Quark & Jogurt durch Skyr ersetzen.

- Weniger Kalorien pro Tag aufnehmen als Sie verbrauchen.

- Das 16:8 Intervallfasten praktizieren, bedeutet innerhalb von 8 Stunden 2 Mahlzeiten einzunehmen.

- Mindestens 2-3 Stunden vor dem Zubettgehen die letzte Mahlzeit einnehmen.

- Am Abend ganz auf Kohlenhydrate verzichten.

- Sport treiben, um Kalorien zu verbrennen. Wer sich bisher kaum bewegt hat, kann mit 30-60 Minuten täglichem Spazieren gehen beginnen.

Wichtig: Sie müssen nicht gleich alle Punkte auf einmal umsetzen. Manchmal reicht es auch schon, eine oder zwei der oben genannten Maßnahmen einzuhalten, bis die ersten Pfunde purzeln. Sollten Sie schon einige Tipps praktizieren und bisher trotzdem keine Erfolge erzielt haben, nehmen Sie einfach noch einen oder zwei Punkte dazu. Oft hilft es auch, einfach die Kohlenhydrate-menge noch weiter zu reduzieren und/oder die sportlichen Aktivitäten zu steigern.

Mit dem Sport ist bei Vielen so eine Sache, hier den sogenannten "inneren Schweinehund" zu überwinden und diszipliniert dabei zu bleiben. Meistens scheitert es an der Bequemlichkeit, noch irgendwo zu einem Sportkurs oder in ein Fitnessstudio fahren zu müssen. In unserem digitalen Zeitalter muss das nicht mehr so ein. Das Internet bietet uns die Möglichkeit ganz bequem von Zuhause aus an einem Online-Sportkurs teilzunehmen, sogar mit freier Zeiteinteilung. Gern möchte ich Ihnen ein Pilates-Online-Studio empfehlen, das mir persönlich sehr beim Abnehmen und Erreichen meiner Traumfigur geholfen hat. Pilates ist ein effektives Ganzkörpertraining, das die Tiefenmuskulatur stärkt und schnell sichtbare Ergebnisse erzielt. Anbei der Link zum Pilates-Online-Studio:

https://bit.ly/2N8WZNL

Lesen Sie sich einfach mal durch die Webseite, vielleicht ist es ja etwas für Sie.

Noch ein paar Worte zu Low Carb

Wie viele Kohlenhydrate pro Mahlzeit bzw. Tag aufgenommen werden dürfen, ist nicht festgeschrieben. Eine gute Richtlinie sind 50-100 g Kohlenhydrate pro Tag. Fakt ist, dass Getreide wie Weizen, Dinkel, Reis, Haferflocken und auch Pseudo-Getreide wie Quinoa, Amarant und Buchweizen viele Kohlenhydrate enthalten. Gekochter Reis und gekochter Couscous weisen hingegen um einiges weniger Kohlenhydrate auf. Auch Kartoffeln enthalten hingegen weitläufiger Meinung relativ wenig Kohlenhydrate! Es lohnt sich, einen Blick in Lebensmittel-Tabellen zu werfen. Diese findet man zu Genüge im Internet.

Wenn Sie Ihre Ernährung auf Low Carb umstellen, müssen Sie auch auf Zucker nicht verzichten. Low Carb bedeutet ja nicht, keine Kohlenhydrate mehr aufzunehmen, sondern diese nur zu reduzieren. Zucker hat allerdings nachteilig zur Folge, dass der Blutzuckerspiegel sofort ansteigt, aber auch genauso schnell wieder absteigt, so dass wir unverzüglich Hunger bekommen. Besser ist es daher auf natürliche Zuckeralternativen zurückzugreifen. Diese wirken sich nicht so stark auf den Blutzuckerspiegel aus und enthalten weniger Kalorien. Von synthetischen Süßstoffen, die es flüssig oder in Tablettenform gibt, rate ich ab, da Aspartam, Cyclamat & Co. in Verdacht stehen gesundheitliche Schäden anzurichten.

Welche Zuckerersatzstoffe bieten sich an?

Ein wunderbarer Ersatzstoff für Zucker ist **Erythrit**. Er entsteht aus natürlicher Fermentation von Glucose und hat eine Süßkraft von 75 % im Vergleich zu Zucker. Möchten wir auf 100 % Süßkraft kommen, müssen wir etwas mehr Erythrit verwenden. Das ist aber nicht so schlimm, denn er enthält nur 20 Kalorien pro 100 Gramm und lässt den Blutzuckerspiegel nicht ansteigen. Beim Kochen und Backen verhält sich Erythrit von der Konsistenz wie Zucker. Er ist nicht nur gut verdaulich, sondern hat sogar eine antioxidative Wirkung.

Aufgrund der oben genannten Vorteile verwende ich hauptsächlich Erythrit als Zuckerersatz. Anbei der Link zum Produkt: https://amzn.to/2PuNQjY

Eine weitere gute Zuckeralternative ist **Xylit**, der auch als Birkenzucker bekannt ist. Der Zuckerersatzstoff wird allerdings nicht, wie man vermuten könnte, ausschließlich aus der Baumrinde von Birken hergestellt, sondern auch aus anderen Hölzern oder sogar Mais oder Stroh. Die Süßkraft von Xylit entspricht der des Zuckers und auch das Koch- und Backverhalten ist identisch. Xylit wird auch in Zahnpasta und Kaugummis verwendet, da es vor Karies schützt. Das ist natürlich weiterer positiver Nebeneffekt und stellt Zucker damit absolut in den Schatten, der ja ganz im Gegenteil Karies verursacht. Drei kleine Nachteile hat Xylit allerdings gegenüber Erythrit: Der Blutzuckerspiegel steigt leicht an und die die Kalorienmenge ist mit 300 kcal pro 100 Gramm um einiges höher als bei Erythrit und nur 80 kcal niedriger als beim Zucker. Außerdem können anfangs leichte Verdauungsprobleme auftreten.

Auch Xylit verwende ich hin und wieder, um nicht zu einseitig mit Erythrit zu süßen. Anbei der Link zum Produkt: https://amzn.to/34h5yvG

Der Zuckerersatzstoff **Stevia**, auch Süßkraut genannt, wird aus der gleichnamigen Pflanze gewonnen und ist vor etwa 10 Jahren als neuer Zuckerersatzstoff bekannt geworden. Bei der indigenen Bevölkerung Südamerikas wird die Pflanze schon seit Jahrhunderten zu Heilzwecken eingesetzt. Auch Stevia hat keine Kalorien und lässt den Blutzuckerspiegel nicht steigen. Seit es allerdings Xylit und Erythrit auf dem Markt gibt, ist Stevia etwas in den Hintergrund gerückt, da es mehrere Nachteile aufweist. Oft ist die Dosiermenge nicht klar, da die Süßkraft der angebotenen Produkte stark variiert. Meistens ist sie um einiges höher als die von Zucker. Daher ist Stevia zum Backen nicht so gut geeignet, wo der Zucker nicht nur eine Süßfunktion zu erfüllen hat, sondern auch für die Teiggröße zuständig ist. Wollen wir also Zucker durch Stevia ersetzen, benötigen wir weniger Masse, wodurch der Teig kleiner ausfällt. Ein weiterer Nachteil ist der leicht bittere Geschmack von Stevia.

Kokosblütenzucker ist eine weitere natürliche Zuckeralternative, die aus dem Blütennektar der Kokospalme gewonnen wird. Kokosblütenzucker kann mit vielen Mineralstoffen wie Kalium, Magnesium und Eisen punkten und hat die gleiche Süßkraft wie Zucker. Der Blutzuckerspiegel steigt ebenfalls nur langsam an. Die Kalorien sind mit 380 kcal pro 100 Gramm entspricht allerdings der des Zuckers.

Weitere Zuckeralternativen sind **Honig, Agavendicksaft, Ahornsirup und Reissirup.** Auch diese Zuckerersatzstoffe lassen den Blutzuckerspiegel langsamer ansteigen und weisen weniger oder gleich viel Kalorien pro 100 Gramm auf wie Zucker. Beim Agavendicksaft sind es 387 kcal, beim Honig 390 kcal, beim Reissirup 316 kcal und beim Ahornsirup 260 kcal. Die Süßkraft beim Reissirup, Ahornsirup und Honig ist etwas niedriger und beträgt etwa 80% die es Zuckers. Aber vorsichtig, wenn Sie mehr nehmen wollen, um auf die Süßkraft von Zucker zu kommen: Sie nehmen dann auch gleichzeitig mehr Kalorien auf!

Agavendicksaft weist hingegen eine höhere Süßkraft als Zucker auf. Rechnen Sie hier mit 25% weniger Agavendicksaft. Ich persönliche empfehle Agavendicksaft nicht ausschließlich als Zuckerersatzstoff zu verwenden, weil er hauptsächlich aus Fructose (Fruchtzucker) besteht. Dieser lässt nämlich genauso wie Glucose (Traubenzucker) bei übermäßigem Verzehr das Bauchfett wachsen. Außerdem ist unser Körper mit zu viel Fruchtzucker überfordert und kann mit Bauchschmerzen und Durchfall reagieren.

Großer Beliebtheit erfreut sich auch das Süßen mit **Trockenobst** wie Datteln, Feigen, Pflaumen, Aprikosen, Rosinen, Cranberrys oder Goji-Beeren, die besonders in Müslis, Desserts, Smoothies und Rohkostspeisen zum Einsatz kommen und die natürlichste Form des Süßens darstellen. Bitte beachten Sie aber auch hier, dass Trockenobst viel Fruchtzucker enthält und der Verzehr daher in Maßen erfolgen sollte.

Welche Alternativen gibt es zu Getreide in Brot, Pasta & Co.?

Auch wenn Sie sich nach Low Carb ernähren möchten, müssen Sie nicht auf Pastagerichte, Brot und Gebäck verzichten. Zum Glück gibt es mittlerweile jede Menge Alternativen, die den Genuss nicht einschränken.

Mehle

Neben Weizen-, Dinkel- und Roggenmehl, die viele Kohlenhydrate und wenig Eiweiß enthalten, können Sie stattdessen auf Low-Carb-Mehle zurückgreifen. Diese bestehen nicht aus Getreide, sondern werden aus unterschiedlichen Grundstoffen gewonnen, die wenig Kohlenhydrate und viele Eiweiß (Protein) enthalten. Besonders zu empfehlen sind in diesem Zusammenhang Mandelmehl, Kokosmehl, Leinsamenmehl, Sojamehl, Kürbiskernmehl und Süßlupinenmehl. In der folgenden Tabelle auf der nächsten Seite können Sie die genannten Mehle hinsichtlich des Kohlenhydrate- und Eiweiß-Anteils vergleichen. Die Werte beziehen sich auf je 100 Gramm Mehl.

Low-Carb-Mehle	Kohlenhydrate	Eiweiß
Mandelmehl	5 g	35 g
Kokosmehl	17 g	17 g
Leinsamenmehl	6 g	28 g
Sojamehl	3 g	40 g
Kürbiskernmehl	5 g	55 g
Süßlupinenmehl	10 g	40 g

Schauen Sie bei der Auswahl des Mehls nicht nur auf die Nährwerte, sondern wählen Sie auch nach Ihrem Geschmack und den Backeigenschaften. Probieren Sie dazu einfach einige Mehle aus bis Sie einen oder mehrere Favoriten gefunden haben. Viele Hersteller, besonders aus dem Biofachhandel, bieten mittlerweile eigene Low-Carb-Mehl-Mischungen und sogar Low-Carb-Brotbackmischungen an.

Beim Backen kann das Getreidemehl in vielen Rezepten auch durch gemahlene Mandeln oder Haselnüsse ersetzt werden. Gemahlene Mandeln enthalten allerdings auf 100 Gramm etwa 15 Gramm weniger Eiweiß als Mandelmehl, also etwa nur 20 Gramm. Gemahlene Haselnüsse enthalten ähnlich viel Eiweiß, dafür aber doppelt so viel Kohlenhydrate, auf 100 Gramm sind das etwa 13 Gramm Kohlenhydrate und 18 Gramm Eiweiß.

Beim Brot backen geht es auch ganz ohne Mehl oder gemahlene Mandeln und Haselnüsse. Mit Ei, Chiasamen und anderen Bindemitteln, kann man ein wunderbares Brot aus Samen, Kernen und Nüssen backen. Das Rezept dazu finden Sie bei den Rezepten in der Rubrik "Gebäck".

Pasta

Auch bei Nudeln, Spaghetti & Co. gibt es mittlerweile gute und schmackhafte Alternativen. Hier können Sie zwischen Konjak-, Kichererbsen-, Rote-Linsen-, Reis-, Soja- und sogar Quinoa-Nudeln wählen. Am besten schneiden hier die Konjak-Nudeln mit 0 Gramm Kohlenhydraten ab. Allerdings enthalten sie auch kaum Eiweiß. An zweiter Stelle stehen die Reisnudeln mit 25 Gramm Kohlenhydraten. Aber auch sie enthalten kaum Eiweiß.

Die übrigen Nudeln liegen im Durchschnitt pro 100 Gramm bei 50 Gramm Kohlenhydraten und bei über 10 oder 20 Gramm Eiweiß. Die konkreten Nährwertangaben finden Sie auf den Verpackungen der Hersteller.

Eine weitere Alternative können Sie ganz leicht selbst herstellen: Zucchini-Nudeln. Dazu schneiden Sie eine Zucchini mit einem Spiralschneider einfach in dünne Spaghetti. Das Rezept dazu finden Sie bei den Rezepten in der Rubrik "Hauptgerichte & Snacks".

Welche Bindemittel halten meinen Teig zusammen?

Wie Sie aus dem vorherigen Kapitel vielleicht schon entnehmen konnten, geht es beim Backen mit Low-Carb-Mehlen nicht ohne zusätzliche Bindemittel, denn Mandelmehl & Co. enthalten kein Klebeeiweiß (Gluten). So müssen wir auf alternative Bindemittel zurückgreifen. Dazu bieten sich Eier, Chiasamen, Leinsamen, Flohsamenschalen, Guarkern- und Johannisbrotkernmehl, Gelatine und Agar Agar an. Aber auch erkaltete Butter oder Schokolade hält bei Backwaren den Teig zusammen. In den folgenden Rezepten sind Bindemittel enthalten, sofern sie von Nöten sind.

Rezepte

Frühstück & Smoothies

Grüner Skyr-Smoothie-Bowl

Vitaminbombe

Zutaten für 1 Portion

- 1 Kiwi
- 1 Pfirsich oder Nektarine
- 1 Apfel
- 20 g Heidelbeeren oder andere Beeren
- 15 g Nüsse
- 50 g frischer Spinat
- 1 EL Kokosraspeln
- 1 TL Chia-Samen, geschrotete Leinsamen oder Hanfsamen
- 50 ml Wasser
- 2 EL Skyr
- event. etwas Honig oder andere Zuckeralternative

Zubereitung

1. Die Kiwi, den Apfel und den Pfirsich schälen. Die Kiwi halbieren. Den Apfel und den Pfirsich entkernen. Die Chiasamen mit etwas Wasser ca. 15 Min quellen lassen.
2. Eine Kiwihälfte, den ganzen Apfel und den ganzen Pfirsich zusammen mit dem Spinat, den Chiasamen, den Kokosraspeln, dem Skyr und dem Honig in den

Mixer geben und pürieren.

3. Anschließend in eine Schale geben. Die andere Kiwihälfte in Scheiben schneiden und mit den Heidelbeeren und Nüssen garnieren.

Overnight-Oats mit Kokos & Himbeeren

Herrlich erfrischend im Sommer

Zutaten für 1 Person

- 40 g Haferflocken
- 10 g Mandelstifte
- 100 ml Kokosnussdrink, Reis-Kokos-Drink oder 50 ml Kokosmilch/50 ml Wasser
- 100 g Himbeeren oder andere Beeren (frisch o. tiefgekühlt)
- 50 g Skyr
- 1 TL geraspelte Zartbitterschokolade
- 2 EL Kokosraspeln
- 1 TL Honig oder andere Zuckeralternative
- etwas Wasser

Zubereitung

1. 50 g Himbeeren zerdrücken und mit den Haferflocken, den Mandelstiften, der geraspelten Schokolade und dem Kokosnussdrink mischen.
2. Den Skyr mit etwas Wasser und dem Honig cremig rühren und die restlichen Himbeeren unterheben.
3. Die Skyr-Himbeer-Masse auf die Beeren-Haferflocken-Mischung geben und gut abgedeckt über Nacht in den Kühlschrank stellen.
4. Am nächsten Morgen alles umrühren und mit den Kokosraspeln bestreuen.

Golden Porridge mit Karotte & Apfel

Herrlich wärmend im Winter

Zutaten für 1 Person

- 30 g Haferflocken
- 60 ml Milch (tierische oder pflanzliche)
- 50 g Skyr
- 70 g Karotten
- 70 g Apfel
- 1 TL Leinöl
- 1 TL Honig oder andere Zuckeralternative
- 1 TL Chiasamen oder Hanfsamen
- 100 ml Wasser
- 1 EL Nüsse oder gehobelte Mandeln / Mandelstifte
- etwas gemahlener Kurkuma, Kardamom, Zimt und Vanillepulver (Menge nach Belieben)
- etwas Butter

Zubereitung

1. Apfel waschen und in Spalten schneiden. Karotte schälen und reiben. Nüsse grob hacken. Chiasamen mit 50 ml Wasser ca. 15 Min quellen lassen.
2. Skyr mit dem Leinöl vermengen.
3. Die Milch erhitzen. Haferflocken, Karotte und die Samen einrühren und aufkochen lassen. 10-15 Minuten bei niedriger Hitze köcheln lassen. Anschließend den Brei vom Herd nehmen, die Gewürze unterrühren und 5 Minuten quellen lassen.
4. Butter in einem Topf schmelzen. Apfelspalten, das restliche Wasser, den Honig und etwas von den Ge-

würzen hinzugeben. Alles 5 Minuten schmoren lassen.

5. Den Brei in eine Schale geben, den Skyr darauf geben oder unterheben. Zum Schluss alles mit den Apfelspalten und den Nüssen garnieren.

Erdbeer-Schokoladen-Skyr

Fruchtig und schokoladig

Zutaten für 1 Person

- 200 g Skyr
- 50 ml Milch
- 50-70 g Erdbeeren
- 5 - 10 g Zartbitterschokolade
- 1 TL Kakao
- etwas Honig oder andere Zuckeralternative

Zubereitung

1. Erdbeeren in kleinere Stücke schneiden.
2. Zartbitterschokolade raspeln.
3. Nun alle Zutaten vermengen und verrühren.
4. Fürs Auge: einen Klacks Skyr auf den Mix setzen und ein paar Erdbeerstücke darauf dekorieren.

Exotischer Mango-Chia-Skyr

Zwei Trendprodukte fruchtig vereint

Zutaten für 1 Person

- 30 g Mangos, Pfirsich & Maracuja-Mix (tiefgekühlte Stücke oder frisch)
- 20 g Chiasamen
- 30 ml Wasser
- 125 ml Mandelmilch
- 100 g Skyr
- etwas Vanillepulver
- 30 g gehackte Nüsse oder Mandeln
- etwas Honig oder andere Zuckeralternative

Zubereitung

1. Chiasamen, Mandelmilch, Skyr, die Vanille und den Honig verrühren. 10-15 Minuten quellen lassen.
2. Den Mix aus Mangos, Maracuja & Pfirsich zusammen mit dem Wasser pürieren. Sollte das Püree zu dick sein, einfach noch mehr Wasser zugeben.
3. Das Frucht-Püree auf die Chia-Skyr-Masse geben und alles zusammen etwa 3 Stunden kaltstellen.
4. Vor dem Genießen die gehackten Mandeln über das Püree geben.

Blaubeer-Skyr-Pfannkuchen

Pfannkuchen mit wenig Kohlenhydraten

Zutaten für 6 Pfannkuchen

- 100 g Low-Carb-Mehl, z. B. Mandel-, Soja-, Kicher-erbsen-, Lupinen- oder Kokosmehl
- 2 große Eier
- 60 ml Mineralwasser mit Kohlensäure
- 2 TL Kokosöl oder Butter
- etwas Bratöl, Kokosöl oder Butter zum Braten
- 150-200 g Skyr
- 100-150 g (Tiefkühl-)Heidelbeeren
- 1 TL Erythrit oder andere Zuckeralternative
- eine Prise Salz

Zubereitung

1. Das Mehl, die Eier, das Mineralwasser, die 2 TL Kokosöl, das Erythrit und die Prise Salz zu einem glatten Teig verrühren. Den Teig beiseite stellen und ruhen lassen.
2. Den Skyr mit den Heidelbeeren mischen und ggfs. je nach Belieben pürieren.
3. Etwas Bratöl in die Pfanne geben und erhitzen.
4. Bei mittlerer Hitze mit dem Teig nacheinander 6 Pfannkuchen von beiden Seiten goldgelb backen.
5. Die Skyr-Blaubeermasse auf den Pfannkuchen verteilen und einrollen.

Apfel-Matcha-Porridge mit Goji-Beeren

Superfoods meet Skyr

Zutaten für 1 Portion

- ½ Apfel
- 30 g feine Haferflocken
- 50 g Skyr
- 10 g Goji-Beeren oder Cranberrys
- 100 ml Apfelsaft (ungesüßt!)
- 25 ml Kokosmilch
- 1 gestrichener TL Matcha-Pulver
- 1 gehäufter TL Kokosraspeln
- 1 TL Honig oder andere Zuckeralternative

Zubereitung

1. Apfel waschen, das Kerngehäuse entfernen und ungeschält würfeln.
2. Den Skyr mit dem Honig und den Kokosraspeln mischen.
3. Haferflocken, Goji-Beeren, Apfelwürfel und Apfelsaft in einen Topf geben und aufkochen. Herd ausschalten und Kokosmilch zugeben. Die Masse etwa 5 Minuten ziehen lassen. Anschließend das Matcha-Pulver untermischen.
4. Das Porridge in eine Schüssel geben und den Skyr darauf geben oder unterheben.

Gesundes Energie-Skyr-Omelette

Herzhaft, sättigend und nährstoffreich

Zutaten für 1 Person

- 2 Eier
- 2 gehäufte EL Skyr
- 1 kleine Hand voll Spinat
- 1 Champignon
- 1 Streifen Paprika
- ½ kleine Avocado
- Ein paar Stücke Feta
- 1 Scheibe Lachs
- 4-5 Cherrytomaten
- 1 EL geschälte Hanfsamen
- 1 Hand voll Rucola
- 1 EL Sprossen
- ½ kleine Zwiebel
- 1 kleine Knoblauchzehe
- etwas Kurkuma- und Ingwer-Pulver (oder frischer Kurkuma und Ingwer)
- 1 Msp. Chilipulver
- 1 TL frisch gehackte Petersilie (alternativ getrocknet oder tiefgekühlt)
- 1 EL Kokosöl oder Butter zum Braten
- etwas Salz & Pfeffer

Zubereitung

1. Knoblauch und Zwiebeln schälen und klein hacken. Champignon und Paprikastreifen putzen und ebenfalls klein hacken. Avocado schälen und in kleine

Stücke schneiden. Den Feta zerbröseln oder auch in kleine Stücke zerkleinern. Tomaten vierteln. Spinat waschen.

2. Eier, Skyr, Ingwer-, Kurkuma- und Chilipulver mit einem Schneebesen mixen.

3. Kokosöl in einer Pfanne erhitzen. Knoblauch, Zwiebel-, Paprika- und Champignonstücke und den Spinat andünsten. (Wer frischen Kurkuma und Ingwer nimmt, ebenfalls mit anbraten.)

4. Eiermasse dazugeben, Petersilie drüber streuen und mit Salz und Pfeffer würzen. Dann bei mittlerer Hitze stocken lassen. Anschließend auf einen Teller geben.

5. Das Omelette nun mit dem Lachs, den Avocado-, Feta- und Tomatenstücken, den Hanfsamen, den Sprossen und dem Rucola belegen.

Low-Carb-Brot mit Avocado, Lachs & Gurken

Gesunde Fette auf Eiweißbrot

Zutaten für 2 Brote

- 2 Scheiben Eiweißbrot (alternativ: Low-Carb-Brot selbst backen. 2 Rezepte dazu finden Sie unter der Rubrik "Gebäck". Wer es mit Low-Carb nicht so streng nimmt, kann auch reines Roggenbrot nehmen)
- 40 g Skyr
- 2 Scheiben Lachs und/oder alternativ 1-2 Spiegeleier
- ½ Avocado
- ½ Frühlingszwiebel
- 4 Scheiben Gurke
- Salz & Pfeffer
- etwas Meerrettichpaste

Zubereitung

1. Die Brotscheiben mit der Avocado bestreichen und anschließend mit dem Lachs (oder dem Spiegelei belegen.
2. Den Skyr mit Salz, Pfeffer & Meerrettichpaste würzen und auf dem Lachs verteilen.
3. Je 2 Gurkenscheiben auf den Skyr legen.
4. Zum Schluss mit den geschnittenen Frühlingszwiebeln bestreuen.

Roter Skyr-Smoothie-Bowl

Energiebombe mit reichlich Antioxidantien

Zutaten für 1 Portion

Für die Bowl:

- 250 g Tiefkühlbeeren
- 1 Banane
- 30 g Skyr
- 70 ml Milch (pflanzlich oder tierisch)
- 2 EL geschrotete Leinsamen
- 1 TL Chiasamen
- 2 TL Honig oder andere Zuckeralternative

Für das Topping (je nach Belieben):

- 1 TL Kokosraspel
- 15 g Nüsse
- 1 paar Beeren
- 1 paar Bananenscheiben
- 1 TL Haferflocken

Zubereitung

1. Alle Zutaten für die Bowl zusammen in einen Mixer geben und pürieren.
2. Masse in eine Schüssel füllen und je nach Belieben mit Kokosraspeln, Nüssen, Haferflocken und ein paar Beeren und Bananenscheiben dekorieren.
3. Selbstverständlich kann man auch andere Früchte, z. B. gelbe Früchte wie Mango, Pfirsich, Aprikosen und Maracuja verwenden und aus dem "Roten Smoothie-Skyr-Bowl" einen "Gelben Smoothie-Skyr-Bowl"

zaubern, allerdings enthält er dann nicht so viele Antioxidantien.

Mango-Kurkuma-Skyr-Lassi

Der indische Klassiker auf Isländisch

Zutaten für 1 Portion

- Ca. 350 g Mango
- 100 g Skyr
- 100 ml Wasser (oder 50 ml Milch und 50 ml Wasser)
- 1 Msp gemahlenes Kurkuma
- 1 Msp gemahlenen Kardamom
- 1 Msp Zimt
- 1 TL Zitronensaft
- 1 EL Honig oder andere Zuckeralternative

Zubereitung

1. Die Mango schälen und in grobe Stücke schneiden.
2. Alle Zutaten in einem Mixer oder mit einem Pürier-stab pürieren.
3. Kalt stellen oder fürs schnellere Genießen 3 Eiswür-fel in den Lassi geben.
4. Vor dem Servieren ein bisschen Zimt, Kurkuma- und Kardamom-Pulver mischen und über den Lassi streuen.

Skyr-Kokos-Bananen-Smoothie

Bananen-Energie trifft auf Eiweiß und sättigendes Kokosfett

Zutaten für 1 Portion

- 80 g Skyr
- 150 ml Kokosmilch
- 1 reife Banane
- Saft einer ½ Limette

Zubereitung

1. Alle Zutaten zusammen in einem Mixer oder mit einem Pürierstab pürieren.
2. Kalt stellen und anschließend genießen.

KiBa-Skyr-Trinkmüsli

Der Kirsch-Bananen-Klassiker mit Skyr und Haferflocken

Zutaten für 1 Portion

- 1 kleine Banane
- 100 g Skyr
- 100 ml Kirschsaft (ungesüßt!)
- 3 EL Haferflocken

Zubereitung

1. Die Banane, den Skyr und den Kirschsaft mit einem Stabmixer pürieren.
2. Haferflocken unterrühren.
3. In ein Trinkgefäß umfüllen und kaltstellen.

Orangen-Mandel-Skyr-Smoothie

Erfrischend und sättigend

Zutaten für 1 Portion

- ½ Orange
- 100 g Skyr
- 125 ml Mandelmilch
- 20 g gehackte Mandeln
- event. 2 TL Mandelsirup- oder öl für einen intensiveren Mandelgeschmack

Zubereitung

Alle Zutaten pürieren, in ein Glas umfüllen und ggfs. Eiswürfel hinzufügen.

Aufstriche & Dips

Skyr-Avocado-Aufstrich oder Dip

Gesunde Fette und Eiweiß

Zutaten

- 100 g Skyr
- ½ Avocado
- 1 gepresste Knoblauchzehe
- 1 EL gewürfelte Zwiebel
- ¼ TL Salz & Pfeffer

Zubereitung

1. Das Avocadofleisch mit einer Gabel in den Skyr drücken. Die gepresste Knoblauchzehe, die Zwiebelwürfel und Salz & Pfeffer dazugeben und verrühren.
2. Als Aufstrich auf Eiweiß- bzw. Low-Carb-Brot genießen oder als Dip zu Gemüsesticks wie Paprika, Gurke und Karotte.

Skyr-Paprika-Aufstrich oder Dip

Locker leicht und frisch

Zutaten

- 100 g Skyr
- 1 Zwiebel
- 1 Paprika rot oder ½ gelbe und eine ½ rote Paprika
- ½ TL Paprikapulver
- 1 TL gehackten Schnittlauch
- Kresse
- ¼ TL Salz & Pfeffer
- ½ TL Rapsöl

Zubereitung

Für den Aufstrich:

Die Paprika und die Zwiebel in kleine Stücke schneiden und zusammen mit dem Öl, dem Schnittlauch und dem Salz & Pfeffer unter den Skyr rühren. Mit Kresse garnieren.

Für den Dip:

Alle Zutaten grob pürieren.

Skyr-Ei-Curry-Aufstrich oder Dip

Würzig und eiweißhaltig

Zutaten

- 100 g Skyr
- 1 hartgekochtes Ei
- ½ TL Currypulver (alternativ: ½ TL Senf)
- 2 Scheiben Radieschen
- ½ TL Rapsöl
- ¼ TL Salz & Pfeffer

Zubereitung

Für den Aufstrich:

1. Das hartgekochte Ei zerkleinern und mit dem Öl, dem Currypulver (oder Senf) und Salz & Pfeffer unter den Skyr rühren.
2. Die Radieschen-Scheiben in Streifen schneiden und auf den Aufstrich legen.

Für den Dip:

Alle Zutaten außer die Radieschen-Scheiben grob pürieren.

Kräuter-Skyr mit Tomaten

Es muss nicht immer Kräuterquark sein

Zutaten

- 100 g Skyr
- 1 EL verschiedene Kräuter (je nach Belieben Petersilie, Schnittlauch, Kerbel, Dill, Estragon, Liebstöckl, etc.)
- 1 TL Raps- oder Sonnenblumenöl
- 1 kleine Zwiebel
- ¼ TL Salz& Pfeffer
- etwas Kresse
- 2 geviertelte Cherry-Tomaten für den Aufstrich (pro Aufstrich-Portion)

Zubereitung

1. Die Zwiebel klein hacken und mit dem Skyr, den Kräutern, dem Öl, Salz & Pfeffer gleichmäßig verrühren.
2. Die geviertelten Cherry-Tomaten und die Kresse als Topping auf den Aufstrich legen.

Skyr -Fleischsalat

Der deftige Klassiker mit Skyr

Zutaten

- 5 EL Skyr
- 1 EL Kräuter-Frischkäse
- 2 Scheiben gekochter Schinken
- 1 Gewürzgurke oder 4 Cornichons
- ¼ rote Paprika
- etwas scharfes Paprikapulver
- etwas getrockneter Thymian, Oregano und Basilikum
- 1 Knoblauchzehe oder 1 TL Aioli
- Salz & Pfeffer

Zubereitung

1. Skyr und Frischkäse vermengen.
2. Die Knoblauchzehe pressen und mit den übrigen Gewürzen zum Skyr hinzufügen und verrühren.
3. Schinken, Gurken und Paprika fein würfeln und ebenfalls unter die Masse rühren.
4. Mit Salz & Pfeffer abschmecken und ggfs. etwas mehr Gewürzen hinzufügen.

Skyr - Thunfisch-Aufstrich oder Dip

Eiweiß satt

Zutaten

- 70 g Skyr
- 30 g Frischkäse
- 1 Dose Thunfisch in Öl
- 2 Gewürzgurken oder 8 Cornichons
- ½ Zwiebel
- Salz & Pfeffer

Zubereitung

1. Den Thunfisch abtropfen lassen.
2. Die Gewürzgurken und die Zwiebel fein würfeln.
3. Alle Zutaten nun gut vermengen und verrühren.
4. Vor dem Genießen am besten über Nacht im Kühlschrank ziehen lassen.

Schoko-Bananen-Skyr-Aufstrich

Energiebooster süß genießen

Zutaten

- 50 g Skyr
- 50 g Frischkäse
- 80 g Banane
- 20 g Kakaopulver
- etwas Vanillepulver
- etwas Wasser
- wer es etwas süßer mag, etwas Erythrit oder andere Zuckeralternative

Zubereitung

1. Den Skyr, den Frischkäse, das Kakao- und Vanillepulver mit etwas Wasser verrühren bis eine homogene Masse entsteht.
2. Dann die Banane mit einer Gabel in die Masse drücken oder am besten pürieren.

Salate & Dressings

Skyr-Kräuter-Dressing

Leicht, lecker und frisch

Zutaten

- 50 g Skyr
- 50 g Sauerrahm
- ½ Zwiebel oder Schalotte
- ½ Knoblauchzehe
- 2 EL Zitronensaft
- 2 EL Olivenöl
- je ein ½ Bund Dill, Petersilie, Schnittlauch und Basilikum
- Salz & Pfeffer
- etwas Wasser

Zubereitung

1. Die Zwiebel, die Knoblauchzehe und die Kräuter klein hacken.
2. Sauerrahm, Skyr, Zitronensaft und Öl verrühren bis eine cremige Masse entsteht. Mit Salz und Pfeffer abschmecken.
3. Sollte das Dressing zu dickflüssig sein, noch etwas Wasser hinzufügen.

Gurkensalat

Erfrischend leicht und schnell zuzubereiten

Zutaten für 1 Portion

- ½ Gurke
- 1 EL Skyr
- 1 EL saure Sahne
- etwas Dill
- etwas Salz & Pfeffer
- etwas Wasser

Zubereitung

1. Die Gurke schälen und in feine Scheiben hobeln.
2. Den Skyr, die saure Sahne und etwas Dill hinzugeben und vermischen.
3. Mit Salz & Pfeffer abschmecken.

Amerikanischer Krautsalat

Cole Slaw mit Skyr

Zutaten für 1 Portion

- 200-250 g Weißkohl
- 1 kleine Karotte
- 15 g Skyr
- 15 g saure Sahne
- 15 g Mayonnaise
- 1 TL Apfelessig
- etwas Salz, Pfeffer und Agavendicksaft

Zubereitung

1. Den Weißkohl ohne Strunk in feine Streifen hobeln oder schneiden.
2. Die Karotte schälen und zum Weißkohl raspeln. Karotte und Weißkohl mit den Händen vermischen und kneten, so wird der Weißkohl weicher und flexibler.
3. Den Skyr, die saure Sahne, die Mayonnaise, den Apfelessig, Salz, Pfeffer und Agavendicksaft mischen. Zum Weißkohl-Karotten-Mix geben und mit den Händen durchmischen.
4. Den Cole Slaw am besten kalt stellen und ziehen lassen.

Waldorfsalat

Der beliebte Sellerie-Apfel-Salat à la Skyr

Zutaten für 1 Portion

- 100 g Knollensellerie
- 100 g säuerlichen Apfel
- 30 g Walnusskerne
- 20 g Skyr
- 20 g Mayonnaise
- 2 EL Schlagsahne
- 1 EL Zitronensaft
- etwas Salz

Zubereitung

1. Sellerie roh in feine Streifen schneiden oder hobeln. Man kann den Sellerie auch bissfest kochen und dann in dünne Streifen schneiden.
2. Apfel schälen, das Kerngehäuse entfernen und ebenfalls in dünne Streifen schneiden.
3. Walnüsse klein hacken.
4. Skyr, Mayonnaise, Sahne, Zitronensaft und Salz verrühren. Man kann die Schlagsahne auch vorher schlagen und unterheben, so wird das Dressing luftiger.
5. Sellerie- und Apfelstreifen mit den gehackten Walnüssen ins Dressing geben und verrühren.
6. Vor dem Verzehren kalt stellen.

Fitness-Salat mit Kräuter-Skyr-Dressing

Fruchtig leicht mit Hähnchenbrust und würzig-cremigen Dressing

Zutaten für 1 Portion

Für den Salat:

- 50 g Hähnchenbrustfilet
- ein paar Blätter Salat (z. B. Endivien oder Romana)
- etwas Rucola
- 20 g Cherry-Tomaten
- 20 g kernlose, grüne Weintrauben
- 30 g Birnen
- 10 g Walnüsse
- 1 Radieschen
- ein paar Sprossen
- etwas Bratöl

Für das Dressing

- 15 g Kräuterfrischkäse
- 15 g Skyr
- 10 g Frühlingszwiebeln
- 1 TL Essig & 1 TL Olivenöl
- etwas Salz & Pfeffer
- etwas Bratöl
- etwas Wasser

Zubereitung

Für das Dressing:

1. Die Frühlingszwiebeln klein schneiden.
2. Den Kräuterfrischkäse, den Skyr, Essig, Olivenöl, Salz und Pfeffer verrühren. Die zerkleinerten Frühlingszwiebeln untermischen.
3. Sollte das Dressing zu fest sein, noch etwas Wasser dazugeben.

Für den Salat:

1. Hähnchenbrustfilet in Streifen schneiden und im Öl knusprig braten.
2. Die Salatblätter waschen und etwas zerrupfen. Den Rucola ebenfalls waschen und ggfs. die harten Stiele abschneiden.
3. Tomaten vierteln, Weintrauben halbieren, Birne und Radieschen in Streifen schneiden, Walnüsse klein hacken.
4. Alle Zutaten gemischt auf einen Teller geben und das Dressing darüber gießen.

Low-Carb-Nudelsalat mit Skyr-Dressing

Low-Carb geht auch mit Nudeln

Zutaten für 1 Portion

Für den Salat:

- 60 g Rote-Linsen-Nudeln (oder andere Low-Carb-Nudeln)
- ¼ Gewürzgurke
- 30 g gekochter Schinken
- 30 g Käse (z. B. Gouda oder Emmentaler)
- 30 g Mais
- 30 g Paprika (Farbe nach Belieben oder Farb-Mix)
- 50 g Cherry-Tomaten

Für das Dressing:

- ½ gepresste Knoblauchzehe
- 20 g Skyr
- 20 g Sauerrahm
- 1 gestrichener EL Mayonnaise
- je 1 TL Essig & Öl
- 1 TL Petersilie
- Salz & Pfeffer
- Prise Oregano
- Schnittlauch als Topping

Zubereitung

1. Nudeln bissfest kochen und etwas abkühlen lassen.
2. Gewürzgurke, Schinken, Käse und Paprika in kleine Würfel schneiden. Cherry-Tomaten vierteln. Mais abtropfen lassen.

3. Für das Dressing den Skyr, den Sauerrahm, die Mayonnaise, den gepressten Knoblauch, die Petersilie, Öl und Essig zu einer homogenen Masse verrühren. Mit Salz, Pfeffer und Oregano abschmecken.
4. Die Nudeln, das Gemüse und das Dressing in einer Schüssel vermengen.
5. Der Salat kann sofort verzehrt werden. Wer es etwas kälter mag, stellt ihn noch etwas in den Kühlschrank.
6. Vor dem Servieren etwas Schnittlauch über den Salat streuen.

Knackiger Detox-Salat mit Ceasars-Dressing

Ceasar meets Skyr

<u>Zutaten für 1 Portion</u>

Für den Salat:

- 1 paar Salatblätter (z. B. Römersalat, Friséesalat, Lollo Rosso oder Eisbergsalat)
- 4 Blätter Chicorée
- ein paar Rucola-Blätter
- ½ Frühlingszwiebel
- ½ Tomate oder 4 Cherry-Tomaten
- einen Streifen Paprika
- 1 Champignon
- 1 Radieschen
- ein paar Gurkenscheiben

Für das Dressing:

- 1 EL Skyr
- 2 EL Milch
- 30 ml Olivenöl
- 1 Eigelb
- etwas Zitronensaft
- 20 ml Gemüsebrühe
- 1 TL Senf
- ½ gepresste Knoblauchzehe
- 1 gehäuften EL Parmesan
- etwas Worcestersauce
- Salz & Pfeffer
- etwas Erythrit oder andere Zuckeralternative

Zubereitung

Für das Dressing:

Den Skyr, die Milch, die halbe gepresste Knoblauchzehe, das Eigelb, den Zitronensaft, die Gemüsebrühe, den Senf, die Worcestersauce, Salz, Pfeffer und Erythrit mit einem Pürierstab pürieren oder mit einem Mixer mixen. Danach das Öl einfließen lassen und etwas weiter pürieren/mixen. Zum Schluss den Parmesan unterrühren.

Für den Salat:

1. Die Salatblätter waschen, trocken tupfen und etwas auseinanderzupfen. Den Rucola und Chicorée ebenfalls waschen und trocken tupfen. Die Frühlingszwiebel in Ringe schneiden. Die Tomate(n), den Champignon und den Paprikastreifen würfeln. Die Gurkenscheiben halbieren. Radieschen in Scheiben schneiden.
2. Nun die Salatblätter und den Rucola in die Mitte eines Tellers platzieren und die Chicorée-Blätter rundherum unter den Salat stecken. Das übrige geschnippelte Gemüse auf dem Salat verteilen.
3. Zum Schluss das Caesars-Dressing über den Salat gießen.
4. Variation: Wer mag, kann sich noch Putenbruststreifen zusammen mit ein paar Champignons, ½ gehackten Knoblauchzehe und etwas Cayennepfeffer anbraten.

Suppen

Rote Bete-Suppe mit Skyr-Nockerln

Low-Carb rot-weiß

Zutaten für 2 Portionen

- 400 ml Gemüsebrühe
- 60g Skyr
- 1 EL Low-Carb-Mehl
- 5 g Butter
- 1 Eigelb
- ½ Bund Schnittlauch oder 1 EL tiefgefroren
- 1-2 Rote Bete, gekocht
- Salz & Pfeffer

Zubereitung

1. Skyr, Mehl, Butter, Eigelb und Schnittlauch verquirlen und mit Salz und Pfeffer würzen.
2. Mit einem Teelöffel Nockerln formen und in Salzwasser etwa 10 Minuten köcheln lassen.
3. In einem anderen Topf die Brühe zum Kochen bringen und vom Herd nehmen.
4. Die Rote Bete in Streifen schneiden, in die Brühe geben und auf einem tiefen Teller servieren.
5. 3 Skyr-Nockerln pro Teller in die Rote-Bete-Brühe geben.

Zucchini-Curry-Suppe

Gesund, grün & würzig

Zutaten für 2 Portionen

- 1 Zucchini
- 2 TL Curry
- 1 kleine Zwiebel
- 1 EL Pflanzenöl
- 100g Skyr
- 350 ml Gemüsebrühe
- Salz & Pfeffer

Zubereitung

1. Die Zucchini waschen und in Würfel schneiden.
2. Die Zwiebel ebenfalls in Würfel schneiden und mit dem Pflanzenöl in einem Suppentopf kurz anbraten. Den Curry dazugeben und kurz mitbraten. Anschließend die Zucchiniwürfel dazugeben und ein paar Minuten anbraten.
3. Die Gemüsebrühe dazugeben und alles zusammen 15-20 Minuten köcheln lassen. Danach mit einem Stabmixer pürieren.
4. Nun den Skyr unterrühren und die Suppe nochmal erwärmen. Nicht zum Kochen bringen!
5. Mit Salz und Pfeffer würzen.

Würzige Kichererbsen-Linsen-Suppe mit Reis & Hackfleisch

Nach einem Originalrezept aus Persien

Zutaten für 2 Portionen

- 50 g Kichererbsen
- 50 g Linsen
- 50 g Hack
- 25 g Reis
- 200 g Skyr
- 75 g Sauerrahm
- ½ mittelgroße Zwiebel
- 4 EL Olivenöl
- 750 ml Wasser
- 1/2 TL Kurkuma
- 4 Zehen Knoblauch
- je ein halbes Bund Schnittlauch, Petersilie und Koriander
- ¼ Bund Dill
- 2 Zweige Estragon
- etwas Minze
- Salz & Pfeffer

Zubereitung

1. Die Kichererbsen über Nacht einweichen und am nächsten Tag abtropfen lassen. Alternativ können auch Kichererbsen aus dem Glas verwendet werden.
2. Die Kräuter und die Knoblauchzehen klein hacken.
3. Die Zwiebel in Würfel schneiden und die Hälfte davon mit 2 EL Pflanzenöl in einer Pfanne goldgelb an-

braten. Salz, Pfeffer und das Kurkumapulver dazugeben. Etwas später auch die Kichererbsen zusammen mit dem frischen Wasser. Alles eine halbe Stunde auf mittlerer Hitze kochen lassen.

4. Aus dem Hackfleisch zusammen mit den restlichen Zwiebelwürfeln und Salz und Pfeffer kleine Bällchen formen. Alternativ kann das Hackfleisch auch zusammen mit den Zwiebeln angebraten werden und später krümelig in die Suppe gegeben werden.

5. Die Linsen und den Reise nun zur Suppe geben und noch 20 Minuten weiter köcheln lassen.

6. Die Knoblauchzehen mit dem restlichen Olivenöl und etwas Kurkuma anbraten. Zum Schluss noch kurz die gehackten Minze dazugeben.

7. Den Skyr löffelweise in die Suppe einrühren. Dann die Suppe vom Herd nehmen und auf Suppentellern servieren.

8. Die Hackfleischbällchen in die Suppe geben (oder das krümelige Hack-Zwiebelgemisch).

9. Als Topping je einen Klecks Sauerrahm auf die Suppe geben und mit der Knoblauch-Kurkuma-Minze-Masse dekorieren.

Orangen-Karotten-Suppe mit Skyr-Grieß-Nockerln

Erfrischend fruchtig

Zutaten für 2 Portionen

Für die Suppe:

- 150 g Karotten
- 100 ml frisch gepresster Orangensaft
- 25 ml Sahne
- 10 g Zwiebeln
- ½ TL Ingwerpulver
- 200 ml Gemüsebrühe

Für die Nockerln:

- 40 g Skyr
- 20 g Grieß
- 20 ml Milch
- 1 Ei
- ½ TL Ingwerpulver
- 1 TL Petersilie
- Salz & Pfeffer

Zubereitung

1. Zwiebeln und Karotte würfeln. Petersilie klein hacken.
2. Für die Nockerln den Skyr zusammen mit dem Ei und der Milch aufschlagen. Dann den Grieß, die Petersilie, das Ingwerpulver und Salz & Pfeffer unterrühren und anschließend kalt stellen.

3. Zwiebelwürfel anschwitzen, dann die Karottenwürfel dazugeben und ein paar weitere Minuten mit anschwitzen. Anschließend die Gemüsebrühe dazugeben und bei mittlerer Hitze köcheln lassen, bis die Karotten weich sind.
4. Suppe pürieren und danach den Orangensaft, die Sahne und das Ingwerpulver dazugeben. Suppe kurz erwärmen (nicht zum Kochen bringen!)
5. Nun die Grießmasse aus dem Kühlschrank holen und mit einem Teelöffel Nockerln formen und in leicht siedendem Salzwasser garen. Wenn die Nockerln oben schwimmen noch ein bisschen im Topf lassen, dann herausnehmen.
6. Die Suppe in 2 Teller geben und je 3 Nockerln pro Teller in die Suppe geben.

Erbsen-Skyr-Suppe

Erbsensuppe mal anders

Zutaten für 2 Portionen

- 400 g Erbsen (tiefgekühlt)
- 250 g Skyr
- 100 g Speckwürfel
- 350 ml Gemüsebrühe
- etwas Muskatnuss, Chilipulver und Salz & Pfeffer

Zubereitung

1. Speckwürfel anbraten.
2. Die Gemüsebrühe zum Kochen bringen und die Erbsen darin kochen bis sie gar sind.
3. Anschließend pürieren. Den Skyr, die gebratenen Speckwürfel und die Gewürze dazugeben und verrühren.
4. Die Suppe nochmal etwas erwärmen.
5. In Suppenteller gießen und genießen.

Kürbis-Skyr-Suppe

Kürbissuppe mit einem Schuss Skyr

Zutaten für 4 Portionen

- einen kleinen bis mittlegroßen Hokkaido-Kürbis
- 3 mittelgroße Kartoffeln
- 1 mittelgroße Karotte
- 1 kleinen Lauch
- 1 mittelgroße Zwiebel
- 1 Knoblauchzehe
- 1 kleines Stück Ingwer
- 1 kleine Chilischote (alternativ Pulver)
- 1 EL Skyr
- 1 EL Crème fraîche
- 1L Gemüsebrühe
- ½ Bund Petersilie
- 2 EL Öl
- Salz & Pfeffer
- etwas Kürbiskernöl

Zubereitung

1. Die Kürbisschale abschneiden oder nur die Stellen von der Schale entfernen, da die Schale des Hokkaido-Kürbisses mitgegessen werden kann. Den Kürbis halbieren und die Kerne entfernen. Das Kürbisfleisch in grobe Stücke zerkleinern.
2. Die Kartoffeln und die Karotte schälen, den Lauch waschen und alles in grobe Stücke schneiden.
3. Zwiebel, Knoblauchzehe und Ingwer schälen und mit der Chilischote würfeln.

4. Das Öl in einem Suppentopf erhitzen. Die Gemüse-stücke (außer den Kürbis) mit der gehackten Zwiebel, Knoblauchzehe, Chilischote und dem Ingwer anschwitzen. Den Kürbis erst ein paar Minuten später dazugeben und mit anschwitzen.
5. 250 ml der Gemüsebrühe dazugießen und alles zusammen garen.
6. Die Petersilie fein hacken und mit dem Skyr und der Crème fraîche verrühren.
7. Wenn das Gemüse gar ist, pürieren und mit Salz & Pfeffer abschmecken. Je nach Geschmack etwas Kürbiskernöl zugeben.
8. Mit einem Klacks der Skyr-Crème-fraîche -Masse garnieren.

Hauptgerichte & Snacks

Ofenkartoffeln mit Rotkohl-Skyr

Kreative Variante des Klassikers

Zutaten für 2 Portionen

- 2 große festkochende Kartoffeln
- 200 g Rotkohl (frisch)
- 250 g Skyr
- 125 g Jogurt
- 1-2 Knoblauchzehen
- 1 TL Zitronensaft
- 1 TL weißen Balsamico
- 1 TL Olivenöl
- ½ Bund Dill
- Salz &Pfeffer

Zubereitung

1. Die Süßkartoffeln ungeschält mit einer Gabel an mehreren Stellen einstechen. Dann auf ein Backblech legen und auf der mittleren Schiene des Backofens (nicht vorheizen!) bei 200 °C Ober/Unterhitze (Umluft 180 °C) ca. 1 Std. backen.
2. Den frischen Rotkohl raspeln oder in dünne Scheiben schneiden und mit Öl und Essig verkneten. 30 Min abgedeckt einziehen lassen.
3. Den Skyr und den Jogurt zu einer cremigen Masse verrühren. Zitronensaft unterrühren, den Knoblauch dazupressen, den gehackten Dill ebenfalls dazuge-

ben und zum Schluss mit Salz und Pfeffer abschmecken.

4. Den Rotkohl unterheben und verrühren.

5. Die gar gebackenen Kartoffeln der Länge nach auf-
schneiden und etwas auseinander drücken. Den
Rotkohl-Skyr in die Spalten füllen und mit etwas Dill
dekorieren.

Low Carb Flammkuchen mit Skyr

Der Klassiker ohne Mehl

Zutaten für 1 Portion

- 120 g Skyr
- 2 Eier
- 160 g Gouda oder Emmentaler, gerieben
- 100 g Crème fraîche
- 1-2 Lauchzwiebeln
- Speckwürfel

Zubereitung

1. Den Backofen auf 180 °C Umluft vorheizen.
2. Die Lauchzwiebeln in Röllchen schneiden. Den Käse ggfs. reiben.
3. Den Skyr, die Eier und die Hälfte des Käses miteinander verrühren. Ein Backblech mit Backpapier auslegen und die Masse darauf gießen. Anschließend ca. 15 Minuten backen.
4. Den gebackenen Boden mit Crème fraîche bestreichen und mit den Speckwürfeln, den Lauchzwiebel-Röllchen und dem restlichen Käse bestreuen. Dann weitere 5 - 10 Minuten im Backofen backen.

Low Carb Zwiebelkuchen mit Skyr

Quiche geh auch ohne Getreidemehl

Zutaten für eine 26er Springform

- 200 g Lauch (Porree)
- 200 g mittelgroße Zwiebeln
- 100 g Kichererbsenmehl
- 200 g geriebener Käse
- 200 g Speckwürfel
- 4 Eier
- 200 g Skyr
- 150 ml Milch
- Speckwürfel
- Salz & Pfeffer
- etwas Öl
- etwas Butter zum Einfetten

Zubereitung

1. Den Backofen auf 180 °C Umluft vorheizen.
2. Das Dunkelgrüne vom Lauch entfernen und die restliche Stange klein schneiden. Die Zwiebeln ebenfalls klein schneiden.
3. Etwas Öl in eine Pfanne geben und die Lauch-Zwiebel-Stücke darin etwa 10 Min. dünsten.
4. Den Skyr, die Milch und die Eier in einer Schüssel verrühren, dann das Mehl dazugeben und ebenfalls verrühren.
5. Nun den gedünsteten Lauch-Zwiebel-Mix und die Speckwürfel dazugeben und alles gut mischen.
6. Eine Springform (26 cm) mit Butter einfetten und die Masse hineinfüllen.

7. In den vorgeheizten Backofen stellen und ca. 40 Min backen, bis die Quiche goldbraun ist.
8. Warm oder auch kalt genießen.

Low Carb-Brot mit Roter Bete, Ei und Radieschen

Deftige, aber kalorienarme Brotzeit

Zutaten für 4 Brotscheiben

- 4 quadratische Scheiben eines Low-Carb bzw. Eiweißbrotes
- ca. 12 Scheiben Rote Bete (aus dem Glas oder vorgekocht)
- 1-2 Radieschen
- 2 hartgekochte Eier
- 8 Cornichons
- ½ kleine Schalotte
- 4 TL Skyr
- etwas Dill
- etwas Butter
- etwas Balsamico
- Salz & Pfeffer

Zubereitung

1. Die Eier hart kochen.
2. Die ½ Schalotte in Scheiben schneiden und halbieren. Dann mit dem Balsamico in einer Schale vermischen. 20 Min ziehen lassen.
3. Die Radieschen in Scheiben schneiden. Die Cornichons klein hacken. Die hartgekochten Eier vierteln oder auch in Scheiben schneiden
4. Erst die Butter auf die Brote schmieren, dann den Skyr.
5. Die Rote Bete- und die Radieschen-Scheiben auf dem

Skyr anrichten. Dann die eingelegten und abgetropften Zwiebeln darauf verteilen. Anschließend die Eier drauf setzen und mit den zerhackten Cornichons bestreuen.

6. Die Brote mit etwas Salz und Pfeffer würzen und mit dem Dill garnieren.

Low Carb-Gemüse-Muffins

Herzhafte Mini-Quiches - ideal zum Mitnehmen

Zutaten für ca. 9 Stück

- 3 Eier
- 25 g Low Carb-Mehl (z. B. Mandelmehl oder Kichererbsenmehl)
- 50 g geriebener Käse
- 350 g Gemüse (je nach Belieben z. B. Zucchini, Paprika, Blumenkohl, Broccoli, Erbsen & Pilze)
- 1 EL Skyr
- 1 kleine Zwiebel
- 1 Frühlingszwiebel
- 1 kleine Knoblauchzehe
- etwas Kräuter (z. B. Petersilie, Kräuter der Provence oder auch Curry oder Kurkuma)
- Salz & Pfeffer
- etwas Butter
- Variation: wer möchte, kann auch Speckwürfel mit hinzugeben

Zubereitung

1. Die Zwiebel, Frühlingszwiebel, den Knoblauch und das Gemüse klein schneiden und in einer Pfanne mit Butter dünsten. Mit Salz, Pfeffer und Kräutern nach Belieben würzen.
2. Die Eier aufschlagen und mit dem geriebenen Käse, dem Mehl und dem Skyr verrühren.
3. Nun das gedünstete Gemüse (und event. den Speck) hinzugeben und gut vermischen.

4. Die Masse in die Muffinformen verteilen und bei 180 °C ca. 30 Min. backen.

Zucchinibratlinge mit Skyrdip

Schnell zuzubereiten, leicht und lecker

Zutaten für 2 Personen

- 400 g Zucchini
- 60 g Kartoffeln
- 2 Eier
- 50 g Parmesan
- 1-2 EL Petersilie
- 150 g Skyr
- Saft einer kleinen Zitrone
- 4 EL Öl (z. B. Oliven- oder Rapsöl)
- etwas Salz, Pfeffer & Muskatpulver

Zubereitung

1. Zucchini waschen, Kartoffeln schälen. Beide klein raspeln und zusammen in einer Schüssel mit ein wenig Salz verrühren. Ca. 10 Min ziehen lassen.
2. Für den Dip den Skyr, den Zitronensaft und das Öl verrühren und mit Salz & Pfeffer würzen.
3. Eier, Parmesan und Petersilie zu den geraspelten Kartoffeln/Zucchini geben und verrühren. Mit Salz, Pfeffer und Muskat würzen.
4. Aus der Masse Bratlinge formen und in einer Pfanne von beiden Seiten goldbraun braten.
5. Mit dem Skyrdip servieren.

Grüne Gemüsetaler mit Rote-Bete-Salat & Skyr-Dip

Etwas aufwendiger, aber eine volle Low Carb-Mahlzeit

Zutaten für 2 Personen

- 125 g Broccoli
- 150 g Erbsen, tiefgekühlt
- 50 g Spinat
- 1 Knoblauchzehe
- 50 g Kartoffeln
- 1 EL Senf
- 200 g Rote Bete (ganz und vorgekocht)
- 1 EL Zitronensaft
- 5 EL Olivenöl
- ½ Bund Dill
- Gemischte Kräuter (frisch oder getrocknet)
- 200 g Skyr
- etwas Salz & Pfeffer

Zubereitung

1. Brokkoli in kochendes Salzwasser geben. Nach 2 Minuten die Erbsen hinzugeben und nach weiteren 2 Minuten den Spinat. Wenn der Spinat zerfallen ist (nach etwa 1 Minute) das Gemüse in ein Sieb geben und abtropfen lassen. Dann mit einem Löffel das restliche Wasser noch gut ausdrücken.
2. Die Hälfte der Masse pürieren, die andere grob zerkleinern und beide Massen wieder zusammenmengen.

3. Den Knoblauch dazupressen und die Haferflocken und ½ EL Senf hinzufügen. Mit Salz und Pfeffer würzen und alles gut vermengen.
4. Den Dill hacken. Die Rote Bete in Streifen hobeln und mit dem restlichen Senf, der Hälfte des Olivenöls und dem Zitronensaft vermische n und mit Salz, Pfeffer und dem Dill würzen.
5. Den Skyr mit frischen oder getrockneten Kräutern verrühren.
6. Aus der Gemüsemasse Frikadellen formen und mit dem restlichen Öl je Seite etwa 3 Minuten goldbraun braten.
7. Nun die Frikadellen mit dem Rote-Bete-Salat und dem Skyr auf einem Teller anrichten.

Ofengemüse mit Kartoffeln

Alles auf ein Blech und fertig!

Zutaten für 2 Personen

- 300 g Kartoffeln
- 160 g Karotten
- 150 g Zucchini
- ½ gelbe und ½ rote Paprika (alternativ 1 rote Paprika)
- 6 Champignons
- 2-3 Frühlingszwiebeln oder 1 große Zwiebel
- 1-2 Knoblauchzehen
- je ca. ½ TL Thymian, Rosmarin und Oregano (oder 2 TL französische Kräutermischung)
- ½ TL Chilipulver oder Cayennepfeffer (alternativ auch scharfes Paprikapulver)
- ½ TL Salz & Pfeffer
- 3 EL Olivenöl
- 100 g Skyr
- 120 g Schmand
- 1 EL gehackte Petersilie und Schnittlauch

Zubereitung

1. Den Backofen auf 180 °C Umluft vorheizen und ein Backblech mit Backpapier auslegen.
2. Für den Dip, den Skyr, den Schmand, die Petersilie und den Schnittlauch verrühren. 1 Knoblauchzehe dazupressen und mit Salz & Pfeffer würzen.
3. Die Kartoffeln waschen, abtrocknen und in Schiffchen schneiden. Solltest du kleine Frühkartoffeln verwenden, kannst du sie auch ganz lassen.

4. In einer Schüssel das Öl, die Kräuter und die Gewürze vermischen und die Kartoffeln darin vermengen. Anschließend auf ein Backblech legen und im vorgeheizten Backofen auf mittlerer Schiene etwa 30 Min backen.

5. In der Zwischenzeit die Zucchini und Karotte in Scheiben schneiden, die Champignons halbieren, die Paprika in dicke Streifen schneiden und dann halbieren. Die Frühlingszwiebeln in Röllchen schneiden (die Zwiebeln in dicke Scheiben schneiden und halbieren).

6. Nun das Gemüse in die Schüssel mit der Öl-Kräuter-Mischung geben und darin vermengen, so dass das Gemüse gleichmäßig mit dem Öl benetzt ist. Nach etwa 15 Minuten zu den Kartoffeln aufs Blech legen und die Kartoffeln dabei einmal wenden. Ca. 5 Minuten vor Ende der Backzeit alles noch einmal wenden.

7. Das Ofengemüse mit dem Skyrdip servieren.

Gefüllter Pfannkuchen

Wenig Kohlenhydrate, wenig Kalorien

Zutaten für ca. 6 Pfannkuchen

- 70 g Mandel- oder Kichererbsenmehl
- 1 Ei
- 4 Eiweiß
- 100 g Skyr
- 100 ml Wasser
- etwas Salz
- 4-6 kleine Champignons (oder 3 große)
- ½ mittelgroße Paprika
- 1 mittelgroße Zwiebel
- ½ mittelgroße Zucchini
- 4-6 Scheiben Bergkäse oder Gouda
- etwas Rucola
- etwas Sprossen & Kresse
- etwas Öl
- Salz & Pfeffer

Zubereitung

1. Die Champignons, die Paprika, die Zucchini und die Zwiebel grob hacken.
2. Die Zucchinistücke mit etwas Öl in der Pfanne anbraten, bis sie gar sind.
3. Nun in einer Schüssel das Eiweiß mit einem Handrührgerät schaumig schlagen. Dann das Ei, den Skyr, das Mehl, das Wasser und etwas Salz unterrühren. Sollte der Teig zu dünnflüssig sein, noch etwas Mehl zugeben. Sollte er zu dickflüssig sein, noch etwas

mehr Wasser hinzugeben, bis er zähflüssig ist.

4. Etwas Öl oder Butter in die Pfanne geben und erhitzen. Nun eine Kelle des Teigs in die Pfanne geben und diesen bis zum Pfannenrand auslaufen lassen. Ein paar Minuten bei mittlerer Hitze die Unterseite goldbraun werden lassen, dann wenden.

5. Jetzt eine Käsescheibe zerrupfen und gleichmäßig über den Pfannkuchen verteilen. Anschließend das gehackte Gemüse und die Zucchini darüber streuen. Mit Salz und Pfeffer würzen.

6. Kurz vor Ende der Garzeit etwas Rucola hinzugeben und den Pfannkuchen einmal in der Mitte überklappen. Noch kurz weiterbacken lassen, dann noch einmal wenden und auch die andere Seite etwas weiterbacken lassen.

7. Pfannkuchen auf einen Teller geben und hier mit Sprossen und Kresse garnieren.

8. Mit den restlichen Pfannkuchen genauso verfahren.

Nudel-Gemüse-Pfanne

Leicht, lecker, Low Carb

Zutaten für 2 Portionen

- 125 g Low Carb Nudeln (Spirelli oder Fusilli)
- 150 g Karotten
- 150 g Zucchini
- ½ Zwiebel
- ½ dünne Stange Lauch
- 1 Knoblauchzehe
- 3-4 EL Skyr
- 1 EL Olivenöl
- 100 ml Gemüsebrühe
- etwas Petersilie
- Salz & Pfeffer

Zubereitung

1. Die Nudeln bissfest kochen (nach Packungsanleitung).
2. Die Karotte, die Zucchini, die Zwiebel, den Lauch und die Knoblauchzehe klein hacken.
3. Öl in die Pfanne geben und das Gemüse darin ein paar Minuten anbraten.
4. Gemüsebrühe hinzugießen und solange bei mittlerer Hitze köcheln lassen, bis das Gemüse gar ist (ca. 5 Minuten). Zum Ende der Garzeit die Petersilie dazugeben.
5. Nun den Skyr unterrühren und noch 1-2 Minuten weiterköcheln lassen.
6. Mit Salz und Pfeffer abschmecken und mit den Nudeln vermengen.

Skyr-Rolle mit Lachs & Spinat

Sättigender Snack für zwischendurch

Zutaten für 1 Rolle

- 200 g tiefgekühlter Rahmspinat
- 200 g geräucherter Lachs
- 100 g Frischkäse
- 100 g Skyr
- 2 EL Mehl
- 4 Eier
- Saft einer ½ Zitrone
- Salz, Pfeffer, Muskat, Dill

Zubereitung

1. Den Backofen auf 200 °C Ober/Unterhitze vorheizen und ein Backblech mit Backpapier auslegen.
2. Spinat auftauen lassen und dann mit dem Mehl und den Eiern zu einer Masse vermengen. Mit Salz, Pfeffer und Muskat würzen.
3. Backpapier auf ein Backblech legen und darauf die Masse gleichmäßig zu einem Rechteck verstreichen. Dann im vorgeheizten Backofen ca. 10 Min. backen.
4. Zwischenzeitlich den Skyr und den Frischkäse mit dem Zitronensaft verrühren und mit Salz, Pfeffer und Dill würzen.
5. Die Skyr-Frischkäse-Masse nach den 10 Minuten Backzeit gleichmäßig auf dem Spinatrechteck verteilen. Darauf dann gleichmäßig den Lachs verteilen.
6. Nun das Rechteck vorsichtig aufrollen. Am besten dazu das Backpapier unterstützend zur Hilfe nehmen.

7. Etwa 2 Std. in den Kühlschrank, dann in Rollen schneiden und servieren.

Involtini mit Brokkoli & Tomaten-Skyr-Soße

Roulade auf sizilianisch

Zutaten für 2 Personen

Für die Involtini:

- 2 Puten- oder Kalbsschnitzel (à 150 g)
- 2 Scheiben Parmaschinken
- 1/2 TL Senf
- 2 TL Basilikumpesto
- 2 getrocknete Tomaten, in Streifen geschnitten
- 1 EL geriebener Parmesan
- 50 ml Weißwein
- 200 ml Kalbs- oder Geflügelfond (alternativ Gemüsebrühe)

Für die Soße:

- 200 g Tomaten
- ½ Zwiebel
- ½ Knoblauchzehe
- 1 TL Thymian
- etwas Olivenöl
- 2 EL Skyr
- Salz &Pfeffer

Für den Broccoli:

- 150 - 200 g Brokkoli
- 50 g Mandelplättchen
- 50 g Butter
- Salz, Pfeffer, Muskat

Zubereitung

Für die Involtini:

Die Schnitzel erst mit Senf bestreichen und mit Salz & Pfeffer vorsichtig würzen, dann mit den Parmaschinkenscheiben belegen. Anschließend den Parmaschinken mit dem Pesto bestreichen und darauf die in Streifen geschnittenen getrockneten Tomaten legen. Zum Schluss mit dem Parmesan bestreuen. Nun die Schnitzel zu Rouladen aufrollen und mit einem Zahnstocher fixieren. Öl in einer Pfanne erhitzen und die Rouladen darin kurz anbraten. Mit dem Weißwein ablöschen und den Fond hinzugeben. Im Ofen bei 150 °C Umluft ca. 10 Minuten zu Ende garen lassen. Danach nochmal nachwürzen.

Für die Soße:

Die Tomaten in kleine Stücke schneiden, die ½ Zwiebel und die ½ Knoblauchzehe klein hacken. Die Zwiebelstücke in Öl glasig braten, die zerhackte Knoblauchzehe zufügen und kurz mit anbraten. Dann die Tomaten und den Thymian hinzufügen. Alles etwa 10 Minuten köcheln lassen. Danach den Skyr unterheben und gut verrühren. Mit Salz und Pfeffer abschmecken. Sollte die Soße durch den Skyr nun zu kalt sein, nochmal kurz erwärmen, nicht aufkochen!

Für den Brokkoli:

Den Brokkoli leicht köchelnd (nicht zu heiß!) bissfest garen, so dass die Farbe dunkelgrün bleibt (und die Nährstoffe erhalten bleiben). Die Mandelplättchen in einer Pfanne anrösten. Die die Butter in einem Topf schmelzen lassen, bis sie leicht braun wird. Den Topf von der heißen Platte nehmen und die Mandelplättchen hineingeben. Mit Salz, Pfeffer und Muskat abschmecken.

Servieren:

Die beiden Involtini in je zwei Hälften teilen (oder in ca. 1 cm dicke Scheiben schneiden) und auf den Tellern verteilen. Die Tomatensoße über die Involtini geben. Den Brokkoli daneben anrichten und mit der Mandelbutter übergießen.

Wer nicht ganz so streng auf die Kohlenhydratemenge achtet, kann hierzu noch Reis oder Kartoffeln servieren.

Frikadellen mit Schmorgurken & Skyr-Dip

Sowohl klassisch mit Hackfleisch als auch vegetarisch ein Genuss

Zutaten für 2 Personen

Mit Fleisch (vegetarische Variante weiter unten):

- 200 g Hackfleisch
- 1 Ei
- 200 g Skyr
- 1 mittelgroße Zwiebeln
- 1 Schmorgurke oder 1 Salatgurke
- je 1 Bund Dill, Schnittlauch und Petersilie
- Öl zum Braten
- 1 EL Essig
- 1 TL Salz
- etwas Salz &Pfeffer
- etwas Erythrit

Zubereitung

1. Die Zwiebel würfeln, Petersilie, Schnittlauch und Dill klein hacken.
2. Nun das Ei, das Hackfleisch, die Zwiebelwürfel und 100 g Skyr zu einer Masse verkneten und mit Salz und Pfeffer abschmecken. Dann aus der Masse Frikadellen formen und je Seite 3-5 Minuten braten.
3. Die Gurke schälen, längs halbieren und die Kerne entfernen. Dann in dicke Scheiben schneiden. Anschließend die Gurkenstücke in eine Schüssel geben und mit 1 TL Salz vermischen. Etwa 30 Minuten ziehen lassen.

4. Das Gurkenwasser absieben und aufbewahren. Die Gurken mit etwas Öl in einem Topf ca. 15 Minuten schmoren. Das Gurkenwasser nach und nach dazugeben. Wenn die Gurken weich sind, mit Pfeffer, Erythrit, Essig und der Hälfte des Dills abschmecken und kurz weiter köcheln lassen.
5. Die restlichen 100 g Skyr mit den zerkleinerten Kräutern (Petersilie, Schnittlauch, Dill) verrühren und mit Salz und Pfeffer abschmecken.
6. Frikadellen, Gurken und Skyr-Dip auf 2 Tellern anrichten.
7. Wer nicht ganz so streng auf die Kohlenhydratemenge achtet, kann hierzu noch Kartoffeln servieren.

Vegetarische Variante:

- 500 g Auberginen
- 30 g Low-Carb-Mehl (z. B. Kichererbsenmehl)
- 1 Knoblauchzehe
- 1 Ei
- etwas Parmesan
- 100 g Skyr
- 1 Schmorgurke oder 1 Salatgurke
- je 1 Bund Dill, Schnittlauch und Petersilie
- Öl zum Braten
- 1 EL Essig
- 1 TL Salz
- etwas Salz &Pfeffer
- etwas Erythrit

Zubereitung

1. Petersilie, Schnittlauch und Dill klein hacken.

2. Die ganze Aubergine bei 200 °C eine halbe Stunde im Backofen garen. Danach die Haut entfernen und abtropfen lassen.
3. Aubergine kleinhacken und Knoblauchzehe dazupressen. Dann mit dem Ei, der Hälfte des Mehls, dem Parmesan, etwas Petersilie, Salz und Pfeffer vermengen.
4. Nun Frikadellen formen, in dem restlichen Mehl wälzen und von beiden Seiten in Öl braten.
5. Die Gurke schälen, längs halbieren und die Kerne entfernen. Dann in dicke Scheiben schneiden. Anschließend die Gurkenstücke in eine Schüssel geben und mit 1 TL Salz vermischen. Etwa 30 Minuten ziehen lassen.
6. Das Gurkenwasser absieben und aufbewahren. Die Gurken mit etwas Öl in einem Topf ca. 15 Minuten schmoren. Das Gurkenwasser nach und nach dazugeben. Wenn die Gurken weich sind, mit Pfeffer, Erythrit, Essig und der Hälfte des Dills abschmecken und kurz weiter köcheln lassen.
7. Den Skyr mit den zerkleinerten Kräutern (Petersilie, Schnittlauch, Dill) verrühren und mit Salz und Pfeffer abschmecken.
8. Frikadellen, Gurken und Skyr-Dip auf 2 Tellern anrichten.
9. Wer nicht ganz so streng auf die Kohlenhydratemenge achtet, kann hierzu noch Kartoffeln servieren.

Zucchini-Spaghetti mit Skyr-Tomatensoße

Kalorienärmer geht`s nicht

Zutaten für 2 Personen

- 300 g Zucchini
- 150 g Tomaten
- 150 ml Wasser
- ½ Zwiebel
- ½ Chilischote oder etwas Chilipulver
- 1 Knoblauchzehe
- 1TL Basilikum
- 1 TL Oregano
- 2 EL Skyr
- Salz & Pfeffer
- Öl zum Braten
- etwas Parmesan

Zubereitung

1. Mit einem scharfen Messer in die Unterseiten der Tomaten ein Kreuz ritzen. Dann die Tomaten in eine kleine Schale geben und mit kochend heißem Wasser übergießen. Nach ein paar Minuten herausnehmen und etwas abkühlen lassen. Dann die Schale abpellen und die Tomaten in Würfel schneiden.
2. Die Zwiebel, die Knoblauchzehe und die Chilischote in kleine Stücke hacken und in einem Topf mit etwas Öl anbraten. Dann die Tomatenwürfel und das Wasser dazugeben und mit Salz, Pfeffer, Basilikum und Oregano würzen. Soße etwa 20 Min. köcheln lassen.

3. Die Zucchini waschen und mit einem Spiralschneider in Spaghetti schneiden. Dann in einer Pfanne mit etwas Öl ein paar Minuten dünsten.
4. Zucchini auf 2 Teller verteilen und mit der Soße übergießen. Mit Parmesan bestreuen.

Desserts

Chia-Hanf-Schichtpudding mit Himbeeren

Superfoods über Superfoods

Zutaten für 2 Personen

- 400 g Skyr
- 125 g frische Himbeeren
- 2,5 EL Chiasamen
- 1 EL geschälte Hanfsamen
- 3-4 EL Wasser
- 1 TL Honig oder andere Zuckeralternative
- ½ TL Vanillepulver
- Prise Zimt

Zubereitung

1. Den Skyr, die Chia- und Hanfsamen, den Honig, die Vanille, die Prise Zimt und das Wasser in eine Schüssel geben. Alles gut verrühren und etwa 30 Minuten im Kühlschrank quellen lassen.
2. Die Himbeeren mit einer Gabel zerdrücken oder pürieren.
3. Nach einer Stunde den Pudding aus dem Kühlschrank nehmen und mit den Himbeeren schichtweise in Dessertgläser füllen.

Skyrschmarrn mit zuckerfreier Vanillesoße

Das beliebte bayerische Dessert geht auch Low Carb und glutenfrei

Zutaten für 2 Portionen

Für den Teig:

- 2 Eier
- 80 g Skyr
- 80 ml Milch
- 50 g gemahlene Mandeln oder Mandelmehl
- 20 g Chiasamen
- 10 g Flohsamenschalenpulver
- 1 EL Erythrit oder andere Zuckeralternative
- 1 TL Backpulver
- etwas Vanillepulver
- Prise Zimt & Salz
- Pflanzenöl zum Braten

Für die Soße:

- 200 ml Sahne
- 2 Eier
- Mark einer Vanilleschote oder 1 gestrichener TL Vanillepulver
- 1 EL Honig oder andere Zuckeralternative

Zubereitung

1. Alle Zutaten für den Teig verrühren und ca. 20 Minuten quellen lassen.

2. Für die Vanillesoße die Sahne zusammen mit dem Vanillemark und dem Honig in einen Topf geben und aufkochen lassen.

3. Die Eier verquirlen und mit ein paar Esslöffeln der heißen Sahne verrühren, dann zur Sahne in den Topf geben.

4. Die Sahne wieder erhitzen, aber nicht zum Kochen bringen(!), und dabei kräftig rühren, bis sie dickflüssiger wird. Dann vom Herd nehmen und unter gelegentlichem Rühren abkühlen lassen. Zum weiteren Kühlen in den Kühlschrank stellen.

5. Etwas Öl in einer Pfanne erhitzen und den gesamten Teig in die Pfanne füllen.

6. Den Teig mehrere Minuten nicht zu heiß anbraten bis er fest ist und sich wenden lässt. Dann die andere Seite kurz braten.

7. Den fertig gebratenen Teig noch in der Pfanne mit einem Pfannenwender in Stücke zerkleinern.

8. Kaiserschmarrn auf zwei Tellern verteilen und mit der Vanillesoße übergießen.

9. <u>Variante:</u> Anstatt Vanillesoße passt auch Apfelmus gut zum Schmarrn.

Skyrcreme mit weißer Schokolade & frischen Beeren

Lecker cremig und sommerlich fruchtig

Zutaten für 2 Personen

- 60 g weiße Schokolade (= circa 10 g Zucker pro Portion)
  Wer gar keinen Zucker zu sich nehmen möchte, erhält im Fachhandel auch weiße Schokolade, die mit Erythrit gesüßt ist. Alternativ kann man sich die Schokolade mit Milch- oder Sahnepulver und Erythrit auch selbst herstellen oder man lässt die Schokolade weg und süßt das Mousse kann ganz einfach nur mit Honig oder einem Zuckerersatzstoff.
- 350 g Skyr
- 100 ml Milch
- 20 g Erythrit oder andere Zuckeralternative
- 150 g frische Beeren (gemischt oder nur eine Sorte, z. B. Erdbeeren, Himbeeren oder Blaubeeren)

Zubereitung

1. Schokolade raspeln und ca. 50 g mit dem Skyr, der Milch und dem Erythrit zu einer glatten Masse verrühren.
2. Beeren waschen, ganz lassen oder pürieren und schichtweise mit der Schoko-Skyr-Creme in ein Dessertglas füllen. Dabei mit einer Schicht Beeren enden. Darüber die die restlichen Schokoraspel streuen. Alternativ können die Beeren auch einfach unter die Schoko-Skyr-Creme gehoben werden.

Skyr-Mohn-Nockerln mit Aprikosen-Walnusssoße

Eine einzigartige Kombination, die den Gaumen schwärmen lässt

Zutaten für 2 Personen

- 250 g Skyr
- 1 Eigelb
- 50 g Mandelmehl
- 30 g Erythrit oder Xylit
- 2 EL Guarkernmehl
- 3 EL Mohn
- 1 gestrichener TL Vanillepulver
- 1 Prise Salz
- 350 g Aprikosen (es gehen auch eingelegte Aprikosen aus dem Glas oder der Dose. Dann aber etwas weniger Erythrit nehmen.)
- 4 Feigen, frisch oder getrocknet
- 6 Walnusshälften
- 1-2EL Erythrit und 3-4 EL Wasser für die Soße

Zubereitung

1. Einen Topf mit Wasser und etwas Salz zum Kochen bringen. Dann Temperatur drosseln und leicht köcheln lassen.
2. Das Eigelb mit dem Erythrit, dem Vanillepulver und der Prise Salz schaumig schlagen. Dann das Mandel- und Guarkernmehl, den Mohn und den Skyr dazugeben und alles zu einem glatten Teig verrühren.
3. Je nach Größenwunsch mit zwei Kaffeelöffeln oder

Esslöffeln Nockerln formen und sie ins Wasser geben. Wenn sie oben schwimmen, noch ein paar Minuten ziehen lassen, dann herausnehmen.

4. Die Aprikosen entkernen und mit den Feigen in kleine Würfel schneiden. Die Walnüsse klein hacken.

5. Die gewürfelten Aprikosen und Feigen mit 1-2 EL Erythrit und 3-4 EL Wasser in einem Topf bei geschlossenem Deckel 5-10 Minuten köcheln lassen bis die Soße dickflüssig ist. Zum Ende der Garzeit die gehackten Walnüsse dazugeben und noch 1-2 Minuten mitköcheln lassen.

6. Die Soße auf 2 Suppenteller verteilen und die Nocken in die Mitte platzieren.

Zitronen-Skyr-Auflauf

Erfrischend einfach

Zutaten für 2 Portionen

- 125 g Skyr
- 2 Eier
- 60 ml Sahne
- 50 g Erythrit
- 1,5 EL Mandelmehl
- 1 Prise Salz
- abgeriebene Schale einer ½ Bio-Zitrone
- Butter für die Form zum Einfetten

Zubereitung

1. Den Backofen auf 180. °C Umluft vorheizen und die Auflaufform mit Butter einfetten.
2. Eiweiß und Eigelb trennen.
3. Die Eigelbe mit Skyr, Erythrit und der abgeriebenen Zitronenschale schaumig schlagen.
4. Die Eiweiße mit dem Salz steif schlagen. Sahne ebenfalls steif schlagen.
5. Eiweiß und Sahne zusammen mit dem Mehl zur Skyrmasse geben und mit einem Schneebesen locker unterheben.
6. Teig in die Auflaufform füllen und ca. 30 Min im Backofen backen.

Skyr -Pfannküchle mit Äpfeln, Mandeln & Zimt

Leichte Pancakes ohne Getreide

Zutaten für 4-6 kleine Pancakes

- 125 ml Milch
- 60 g gemahlene Leinsamen
- 25 g gemahlene Mandeln
- 100 g Skyr
- 20 g Erythrit oder andere Zuckeralternative
- 1 Apfel
- 2 Eier
- 1 TL Butter
- Prise Salz
- 1 TL Zimt
- Handvoll Mandelblättchen
- 1 EL Öl

Zubereitung

1. Apfel waschen und in schmale Scheiben schneiden.
2. Den Skyr ggfs. mit etwas Milch cremig rühren. Dann den Zimt und die Mandelblättchen dazugeben und verrühren.
3. Die Eigelbe vom Eiweiß trennen. Die Eigelbe zusammen mit der Milch, den Leinsamen, dem Erythrit, den Mandeln und dem Öl in einer Schüssel verrühren.
4. Die Eiweiße mit dem Salz steif schlagen und vorsichtig unter den Teig heben.
5. Butter in eine Pfanne erhitzen. Pro Pfannkuchen etwa 3 EL Teig in die Pfanne geben und mit den Ap-

felscheiben belegen. Etwa 4 Minuten braten, bis sich der Pfannkuchen von der Pfanne lösen lässt. Die andere Seite mit den Äpfeln etwa noch 2 Minuten braten.

6. Je 2-3 Pfannkuchen auf einen Teller geben und einen Klacks Skyr auf die Mitte oder an die Seite geben.

Beeren-Skyr mit Basilikum-Creme

Exotisch erfrischend

Zutaten für 2 Portionen

- 200 g Himbeeren
- 300 g Blaubeeren
- 125 g Skyr
- ¼ Bund Basilikum
- 25 g gemahlene Mandeln
- 1 EL Walnussöl (alternativ auch Haselnuss, Raps- oder Leinöl)
- 2 EL Dattelmus oder Reissirup
- etwas Wasser oder Milch

Zubereitung

1. Die Himbeeren vorsichtig waschen und zur Seite stellen.
2. Den Skyr in eine Schüssel geben und event. mit etwas Wasser oder Milch zu einer cremigen Masse verrühren.
3. Die Blaubeeren pürieren, mit dem Skyr vermischen und in Dessertgläser verteilen.
4. Den Basilikum mit den gemahlenen Mandeln und dem Nussöl pürieren und anschließend das Dattelmus unterheben, so dass eine dickflüssige Creme entsteht.
5. Die Basilikum-Creme auf den Blaubeeren-Skyr geben und mit den Himbeeren dekorieren.

Skyr Soufflé mit Erdbeeren oder Orangenkompott

Kalorienarm schlemmen, je nach Jahreszeit mit Erdbeeren oder Orangenkompott

Zutaten für 2 Personen

Für die Orangenkompott-Variante:

- 1 Eigelb
- 1 Eiweiß
- 90 g Skyr
- Prise Salz
- 10 g Erythrit für das Soufflé
- etwas Puderzucker
- 2 Souffléförmchen
- etwas Butter
- 1 Orange
- Mark von ½Vanilleschote für das Soufflé und ½ für das Orangenkompott
- 1 TL Erythrit für das Orangenkompott (oder andere Zuckeralternative)
- 1 Sternanis für das Orangenkompott
- 1 Msp. Kardamom für das Orangenkompott

Für die Erdbeeren-Variante:

- 1 Eigelb
- 1 Eiweiß
- 90 g Skyr
- 150 g Erdbeeren
- Prise Salz

121

- 10 g Erythrit für das Soufflé
- Mark von ½ Vanilleschote
- etwas Puderzucker
- 2 Souffléförmchen
- etwas Butter

Zubereitung

Für die Orangenkompott-Variante:

1. Orange halbieren. Eine Hälfte auspressen. Die andere Hälfte schälen (auch das Weiße entfernen) und in Stücke schneiden.
2. Den Orangensaft zusammen mit dem Erythrit, dem Kardamom, dem Vanillemark und dem Sternanis in einen Topf geben und solange köcheln bis eine sirupartige Masse entsteht. Danach die Orangenstücke einrühren, den Topf vom Herd nehmen und abkühlen lassen.
3. Den Backofen auf 200 °C Ober/Unterhitze vorheizen und eine Auflaufform zu etwa 3 Zentimetern mit heißem bzw. gekochtem Wasser füllen.
4. Die Souffléförmchen mit Butter einfetten und mit etwas Puderzucker ausstreuen.
5. Eigelb mit dem Vanillemark und dem Skyr glatt rühren.
6. Das Eiweiß mit dem Salz steif schlagen, danach das Erythrit nach und nach einrieseln lassen. Dann den Eischnee vorsichtig unter die Skyrmasse heben.
7. Die Souffléförmchen bis zum Rand mit der Soufflémasse füllen. Die Förmchen dann in die gewässerte Auflaufform setzen und im Backofen etwa 20 Minuten garen. Wichtig: Während der Backzeit den Ofen nicht öffnen, sonst fallen die Soufflés zusammen!

8. Nach der Backzeit die Förmchen aus dem Backofen nehmen und abkühlen lassen. Anschließend die Soufflés vorsichtig aus den Förmchen lösen und auf Dessertteller stürzen.
9. Die Soufflés mit etwas Puderzucker bestäuben und den Orangenkompott um die Soufflés herum drapieren.

Für die Erdbeeren-Variante:

1. Erdbeeren waschen. Etwa 50 g davon pürieren. Die restlichen Erdbeeren halbiere n oder vierteln.
2. Den Backofen auf 200 °C Ober/Unterhitze vorheizen und eine Auflaufform zu etwa 3 Zentimetern mit heißem bzw. gekochtem Wasser füllen.
3. Die Souffléförmchen mit Butter einfetten und mit etwas Puderzucker ausstreuen.
4. Eigelb mit dem Vanillemark und dem Skyr glatt rühren.
5. Das Eiweiß mit dem Salz steif schlagen, danach das Erythrit nach und nach einrieseln lassen. Dann den Eischnee vorsichtig unter die Skyrmasse heben.
6. Die Souffléförmchen bis zum Rand mit der Soufflémasse füllen. Die Förmchen dann in die Auflaufform setzen und im Backofen etwa 20 Minuten garen. Wichtig: Während der Backzeit den Ofen nicht öffnen, sonst fallen die Soufflés zusammen!
7. Nach der Backzeit die Förmchen aus dem Backofen nehmen und abkühlen lassen. Anschließend die Soufflés vorsichtig aus den Förmchen lösen und auf Dessertteller stürzen.
8. Die Soufflés mit etwas Puderzucker bestäuben. Dann erst die pürierten Erdbeeren um die Soufflés

drapieren, darauf dann die halbierten bzw. geviertelten Erdbeeren.

Mousse au Chocolat à la Skyr

Auch darauf braucht man beim Abnehmen nicht verzichten

Zutaten für 2 Personen

- 125 g Skyr
- 100 ml Sahne
- etwas Vanillepulver
- 2 EL Schokoflocken
- 2 EL Haselnusscreme

Zubereitung

1. Skyr, Nusscreme, Vanillepulver und die Schokoflocken verrühren.
2. Die Sahne steif schlagen und unter die Skyrmasse mischen.

Mango-Eis am Stiel

Auch mit anderen Früchten wie Johannisbeeren oder Aprikosen ein erfrischender Genuss

Zutaten für 3 Eis am Stiel

- 125 g Mango
- 100 g Skyr
- 50 g Sahne
- 50 g Joghurt
- ½ abgeriebene Schale einer Bio-Zitrone
- 1 ½ EL Erythrit oder andere Zuckeralternative
- 3 Eis-am-Stiel-Formen

Zubereitung

1. Die Mango mit 1 EL Erythrit und der abgeriebenen Zitronenschale pürieren.
2. Den Skyr und den Joghurt zu einer Masse verrühren. 1/3 davon zu der Mangomasse geben und mit dieser vermengen.
3. Das restliche Erythrit in die Skyr-Joghurt-Masse geben und mit dieser vermischen.
4. Die Sahne steif schlagen und eine Hälfte vorsichtig unter die Mangomasse, die andere Hälfte unter die Skyr-Joghurt-Masse heben.
5. Nun die beiden Massen (Mangomasse und Skyrmasse) abwechselnd in die Eisformen füllen und anschließend mit einem Teelöffel leicht vermischen.
6. Eisformen für etwa 3 Std tiefkühlen.

Frozen Skyr mit Himbeeren

Super schnell, super einfach und super erfrischend

Zutaten für 2 Portionen

- 150 g Himbeeren (frisch oder tiefgekühlt) Alternativ können auch andere Früchte wie Erdbeeren, Blaubeeren, Mango, Kiwi, etc., verwendet werden.
- 75 g Skyr
- 1 EL Reissirup oder Ahornsirup (auch sehr lecker mit Holunderblütensirup!)
- Saft einer halben Limette oder kleinen Zitrone
- 2 kleine Förmchen, z. B. Gugelhupf-, Soufflé- oder Muffinförmchen.

Zubereitung

1. Alle Zutaten in einen Mixer geben und zu einer cremigen Masse pürieren. Event. etwas Wasser hinzufügen, damit es leichter geht. Ein Pürierstab geht zur Not auch, wird es aber nicht schaffen die Zutaten so fein zu pürieren wie ein Mixer!
2. Nun die Masse auf die beiden Förmchen verteilen und mindestens 3 Stunden einfrieren.
3. Nach dem Einfrieren aus den Förmchen lösen oder einfach aus der Form löffeln. Wer mag, gibt noch einen Klacks geschlagene Sahne oben drauf.

Gebäck

Marmorkuchen

Mit gemahlenen Mandeln gelingt der Klassiker auch als Low Carb-Variante

Zutaten für eine 26er Gugelhupfform

- 350 g Skyr
- 300 g gemahlene Mandeln oder Mandelmehl
- 140 g Erythrit oder Xylit
- 8 Eier (Eigelb und Eiweiß trennen)
- 70 g Butter
- 1,5 EL Kakaopulver (ungesüßt)
- abgeriebene Schale einer Bio-Zitrone
- Mark einer Vanilleschote oder 1 gestrichener TL Vanillepulver
- 1 gehäuften TL Backpulver
- 1 Prise Salz
- etwas Butter

Zubereitung

1. Den Backofen auf 180 °C Umluft vorheizen und die Backform mit Butter einfetten.
2. Die Butter mit dem Erythrit cremig rühren. Die Eigelbe hintereinander einzeln unterrühren, danach das Vanillemark, die Zitronenschale und den Skyr.
3. Die gemahlenen Mandeln und das Backpulver mischen und unter die Skyrmasse rühren bis ein geschmeidiger Teig entsteht.

4. Das Eiweiß zusammen mit dem Salz steif schlagen und vorsichtig unter den Teig heben.
5. Den Teig halbieren und das Kakaopulver unter eine Hälfte rühren.
6. Nun zuerst den hellen Teig in die Backform geben, dann den dunklen Teig darüber geben. Mit einem Holzstäbchen (alternativ Griff einer Gabel oder eines Löffels) durch den gesamten Teig fahren, um das Marmormuster zu erhalten.
7. Ca. 40 Minuten backen.

Apfel-Mandel-Kuchen

Saftig und fruchtig zugleich

Zutaten für eine Kastenform

- 150 g Skyr
- 100 ml Milch
- 165 g Mandelmehl
- 85 g gemahlene Mandeln
- 120 g Erythrit oder Xylit
- 2 Eier
- 3 Äpfel
- 3 EL Pflanzenöl (oder Kokosöl)
- 1 EL Backpulver
- etwas Vanillepulver
- etwas Butter
- 1 EL Zimt, 1 EL Erythrit & 1 EL gehackte Mandeln für das Topping

Zubereitung

1. Den Backofen auf 180 °C Umluft vorheizen und die Kastenform mit Butter einfetten.
2. Die Äpfel schälen, entkernen und in kleine Würfelstücke schneiden.
3. Die Eier trennen und das Eiweiß fast steif schlagen.
4. Den Skyr, die Milch, die Eigelbe und das Öl miteinander verrühren.
5. Das Mehl, die gemahlenen Mandeln, das Backpulver und das Vanillepulver miteinander vermischen und unter die Skyrmasse rühren bis ein homogener Teig entsteht. Zum Schluss das Eiweiß unterheben.

6. Nun die Hälfte des Teigs in die Kastenform geben und darauf die Hälfte der Apfelstücke verteilen. Das Ganze noch einmal, also den restlichen Teig in die Form füllen und darauf wiederum die restlichen Apfelstücke geben.
7. Das Topping aus Zimt, Erythrit und gehackten Mandeln auf den Apfelstücken verteilen.
8. Ca. 45 Minuten backen.

Cheesecake mit Blaubeeren

Der amerikanische Käsekuchen schmeckt auch mit Skyr und Mandelboden lecker

Zutaten für 26er Springform

- 100 g gemahlene Mandeln
- 100 g gehackte Mandeln
- 50 g Mandelmehl
- 80 g Butter
- 210g Erythrit oder Xylit
- 500 g Skyr
- 500 g Frischkäse
- 200 g Schlagsahne
- 150 g Schmand
- 6 Eier
- 1 Bio-Zitrone (Saft und Schale)
- 6 g Gelatine oder 1 TL Agar-Agar
- 300 g Blaubeeren (alternativ auch andere Beeren, wie z. B. Erdbeeren, Himbeeren oder Johannisbeeren)

Zubereitung

1. Die Butter in einem Topf schmelzen. Das Mandelmehl, die gemahlenen und gehackten Mandeln sowie 30 g Erythrit dazugeben und verrühren.
2. Eine 26er Springform mit Butter einfetten oder alternativ mit Backpapier auslegen. Darauf die Mandelmasse gleichmäßig verstreichen und anschließend in den Kühlschrank stellen.
3. Den Backofen auf 220 °C Ober/Unterhitze vorheizen.

4. Den Skyr, den Frischkäse, den Schmand und die Sahne in eine Rührschüssel geben und alles zu einer gleichmäßigen Masse verrühren.
5. Nun die Eier dazuschlagen und zusammen mit 150 g Erythrit in die Masse einrühren.
6. Den Saft und die abgeriebene Schale der Zitrone ebenfalls in die Masse rühren.
7. Die Masse auf den Mandelboden in der Springform verteilen und das Ganze für 15 Minuten in den Backofen schieben. Danach die Temperatur auf 135 °C drosseln und 1 Std zu Ende backen. Achtung: Während der Backzeit nicht die Backofentür öffnen, das kann Risse im Teig geben!
8. Die Blaubeeren in einen Topf geben und mit etwa 2 EL Wasser langsam erhitzen und aufkochen. Die Temperatur wieder niedriger stellen und die Gelatine / das Agar-Agar für ca. 5 Minuten unterrühren. Dabei den Topf wieder leicht erhitzen, nicht aufkochen!
9. Die Blaubeermasse abkühlen lassen und auf den Cheesecake geben. Eventuelle Risse im Kuchen werden so gefüllt. Als Deko kann man noch ein paar ganze Blaubeeren in die Mitte geben.

Zwetschgenkuchen

Zwetschgen, Skyr & Mandeln ergeben einen leckeren Low-Carb-Kuchen

Zutaten für 26er Springform

- 700 g Zwetschgen
- 500 g Skyr
- 200 g gemahlene Mandeln
- 100 g Mandelmehl oder Mandelprotein
- 80 g Erythrit oder Xylit
- 2 EL Mandelblättchen, Mandelstifte oder gehackte Mandeln
- 2 Eier
- 1 TL Backpulver
- Mark einer Vanilleschote oder 1 gestrichener TL Vanillepulver
- etwas Zimt

Zubereitung

1. Den Backofen auf 180 °C Ober/Unterhitze bzw. 160 °C bei Umluft vorheizen und die Backform mit Butter einfetten oder mit Backpapier auslegen.
2. Die Zwetschgen halbieren und den Kern entfernen.
3. Das Mehl bzw. Proteinpulver, die gemahlenen Mandeln, das Backpulver und das Vanillepulver in einer Schüssel vermischen.
4. Den Skyr, die Eier und das Erythrit mit einem Handmixer verrühren.
5. Nun die vermischten trockenen Zutaten in die Schüssel mit der Skyrmasse geben und alles mit dem

Handmixer verrühren bis ein homogener Teig entsteht.

6. Den Teig in die Springform geben und mit einem Schaber glatt streichen. Nun die Zwetschgenhälften kreisförmig auf dem Teig verteilen.

7. Nun den Kuchen 1 Std backen. Am Ende der Backzeit den Klebetest mit einem Holzstäbchen machen. Klebt kein Teig mehr am Stäbchen ist der Kuchen fertig.

8. Den Kuchen mit dem Zimt und den Mandelblättchen bestreuen.

Skyr-Limetten-Tarte mit Passionsfruchtsoße

Herrlich erfrischend mit fruchtig-exotischer Soße. Auch als Dessert geeignet.

Zutaten für eine 16er Tarteform

- 40 g gemahlene Mandeln
- 40 g gehackte Mandeln
- 45 g Mandelmehl
- 30 g Butter
- 50g Erythrit oder Xylit
- 25 ml Milch
- 60 ml Schlagsahne
- 1 Eigelb
- 2 Eiweiß
- 180 g Skyr
- abgeriebene Schale einer Limone und etwa 10 ml Limonensaft
- 1 Prise Salz
- ½ Mark einer Vanilleschote oder ½ TL Vanillepulver

Zutaten für die Soße

- 3 Passionsfrüchte
- 1 TL Erythrit (für die Soße)
- 1 TL Guarkernmehl
- ½ Mark einer Vanilleschote oder ½ TL Vanillepulver

Zubereitung

1. Die Butter in einem Topf schmelzen und 20 g Mandelmehl, die gemahlenen und die gehackten Man-

deln sowie 10 g Erythrit (kann man auch weglassen, je nach Belieben) zugeben und verrühren.

2. Die Mandelmasse gleichmäßig in der Tarteform verstreichen und anschließend in den Kühlschrank stellen.

3. Den Backofen auf 170 °C Ober/Unterhitze vorheizen.

4. 25 g Mandelmehl, das Vanillepulver, das Erythrit und die Milch verrühren.

5. Eigelb, Skyr, Limonenschale- und saft unterrühren.

6. Sahne und Eiweiß separat steif schlagen und beides unter den flüssigen Teig heben.

7. Form mit dem Mandelboden aus dem Kühlschrank nehmen und den Teig hineinfüllen. Etwa 35 Minuten backen. In der Form abkühlen lassen.

8. Für die Soße die Passionsfrüchte halbieren und mit einem Löffel auskratzen. Zusammen mit dem Erythrit, dem Vanillemark und dem Guarkernmehl (vorher mit etwas Wasser anrühren, damit es nicht klumpt) aufkochen und abkühlen lassen. Zur Tarte servieren.

Nusskuchen

Klappt auch prima ohne Mehl. Nussiger geht`s nicht!

Zutaten für eine 26er Springform

- 200 g gemahlene Haselnüsse
- 200 g weiche Butter
- 200 g Skyr
- 200 g Erythrit oder Xylit
- 120 g Walnusskerne
- 6 große Eier oder 7 kleine
- Mark einer Vanilleschote oder 1 gestrichener TL Vanillepulver
- 1 TL Zimt
- 1 Prise Salz
- 5 EL Apfelsaft
- etwas Erythrit oder Xylit zum Bestäuben (alternativ Puderzucker)

Zubereitung

1. Den Backofen auf 180. °C Umluft vorheizen. Die Backform mit Butter einfetten und mit Mehl bestäuben.
2. Die Eier trennen und die Eigelbe mit der weichen Butter und dem Erythrit schaumig schlagen.
3. Die gemahlenen Haselnüsse, den Skyr, das Vanillemark, den Zimt und den Apfelsaft unterrühren.
4. Die Eiweiße mit dem Salz steif schlagen und unter den Teig heben.
5. Die Walnusskerne kleinhacken und ebenfalls unter den Teig heben.

6. Den Teig in die Springform geben und glatt streichen. Auf unterster Schiene in den Backofen stellen
   und etwa 50-60 Minuten backen. Vor Ende der
   Backzeit den Stäbchentest machen, ob der Teig
   noch klebt.
7. Vor Öffnen der Springform den Kuchen abkühlen
   lassen, sonst reißt der Kuchen ggfs. auseinander.
   Mit Erythrit bzw. Xylit oder Puderzucker bestäuben.

Skyrkrapfen mit Heidelbeersoße

Die bekannten Quarkbällchen gehen auch Low Carb und mit Skyr

Zutaten für 16 Krapfen

- 100 g Skyr
- 1 Ei
- Mark einer Vanilleschote oder 1 gestrichener TL Vanillepulver
- 10 g Erythrit oder Xylit
- 3 EL Rapsöl
- 4 EL Wasser
- 80 g Kokosmehl
- 1 TL Backpulver
- 500 ml Bratöl zum Frittieren

Zutaten für die Soße

- 400 g Heidelbeeren
- 100 ml Traubensaft (rot)
- 300 ml Wasser
- ½ Bio-Zitrone
- 1 EL Vanillepuddingpulver (wer es ohne Zucker möchte: alternativ Guarkernmehl)
- Mark einer Vanilleschote oder 1 gestrichener TL Vanillepulver
- 1 TL Erythrit oder Xylit

Zubereitung

1. Die Schale der ½ Zitrone dünn abschälen und den Saft auspressen.

2. 300 g Beeren, den Traubensaft, das Wasser, die Zitronenschale, das Erythrit und das Vanillemark in einen Topf geben, aufkochen und 10 Min köcheln lassen.

3. Anschließend alles durch ein Sieb in eine Schüssel streichen. Inhalt der Schüssel wieder in den Topf geben.

4. Das Puddingpulver mit 2 EL Wasser glattrühren und zusammen mit dem Zitronensaft zur Blaubeersoße in den Topf geben und alles nochmal aufkochen lassen bis die Soße dickflüssiger wird.

5. Soße abkühlen lassen und dann in den Kühlschrank stellen.

6. Skyr mit dem Ei, Vanillemark, Erythrit, Rapsöl und Wasser verrühren. Dann das Kokosmehl und das Backpulver dazugeben und alles zu einem glatten Teig verrühren. Anschließend aus dem Teig 16 Bällchen formen.

7. Bratöl in einem Topf erhitzen und die Bällchen nach einander etwa 4 Minuten frittieren bis sie goldbraun sind. Auf einem Küchenpapier abtropfen lassen.

8. Zum Schluss die Soße aus dem Kühlschrank nehmen und die restlichen 100 g Beeren hineingeben und unterrühren. Zu den Krapfen servieren.

Skyr-Brownies

Von wegen Kalorienbombe. Brownies gehen auch locker und leicht

Zutaten für 6 Brownies à 6 x 10 cm

- 90 g Skyr
- 30 g Zartbitterschokolade
- 40 g weiche Butter
- 30 g Erythrit oder Xylit
- 40 g Mandelmehl
- 1 Ei
- 1 TL Guarkernmehl, Johannisbrotkernmehl oder Flohsamenschalen
- Prise Vanillepulver, Backpulver & Salz

Zubereitung

1. Backofen auf 180 °C Ober/Unterhitze (oder 160 °C Umluft) vorheizen und passende Back-, Auflauf- oder Brownieform mit Butter einfetten.
2. Die Butter mit dem Erythrit cremig rühren. Dann den Skyr und das Ei unterrühren.
3. Das Mandel- und Guarkernmehl, die Vanille, das Backpulver und das Salz mischen und unter den Teig rühren.
4. Den Teig in 2 Hälften teilen und unter eine Hälfte die geschmolzene Schokolade rühren.
5. Nun die Teige schichtweise in die Backform füllen, dabei mit der dunklen Masse beginnen. Es sollten sich zwischen 3-4 Schichten erben. Anschließend mit einem Holzstäbchen oder einer Gabel langsam

durch den Teig fahren und ein Marmormuster kreieren.

6. Ca. 30 Minuten im Backofen backen. **Achtung:** Der Teig darf am Ende der Backzeit noch leicht am Holzstäbchen kleben bleiben, dann sind die Brownies perfekt.

Kirsch-Clafoutis

Die französische Süßspeise erinnert an einen dicken Pfannkuchen in Auflaufform

Zutaten für eine 15 x 15 cm Back-, Tarte- oder Auflaufform (etwa 4 Portionen)

- 2 Gläser Sauerkirschen (à 360 g)
- 100 g Skyr
- 80 g Mandelmehl
- 80 ml Milch
- 40 g Erythrit oder Xylit
- 4 Eier
- 1 gestrichener TL Vanillepulver
- 1 Msp. Backpulver
- 1 Prise Salz
- etwas Butter zum Einfetten der Backform
- Puderzucker zum Bestäuben

Zubereitung

1. Backofen auf 180 °C Umluft vorheizen und die Backform einfetten.
2. Die Kirschen in einem Sieb abtropfen lassen.
3. Die Eier mit dem Erythrit und dem Vanillepulver schaumig schlagen. Den Skyr, die Milch, das Mehl, das Backpulver und die Prise Salz dazugeben und alles zu einem homogenen Teig verrühren.
4. Nun die Hälfte des Teigs in die Backform füllen und die Hälfte der Kirschen darauf verteilen. Dann die andere Teighälfte darüber geben und mit den restlichen Kirschen belegen.
5. Ca. 30 Min. im Backofen backen.

Zitronenmuffins

Schnell gemacht zum Nachmittagskaffee oder zum Mitnehmen

Zutaten für 6 Muffins

- 150 g Skyr
- 60 g gemahlene Mandeln
- 35 g Erythrit oder Xylit
- 15 g weiche Butter
- 2 große oder 3 kleine Eier
- 1 gestrichener TL Backpulver
- ½ abgeriebene Bio-Zitronenschale
- 1 Prise Salz
- 6 Muffinförmchen

Zubereitung

1. Backofen auf 180 °C Ober/Unterhitze vorheizen
2. Die Butter mit Erythrit schaumig schlagen. Eier nach und nach unterrühren, dann den Skyr und die Zitronenschale.
3. Die gemahlenen Mandeln, das Backpulver und die Prise Salz vermischen und unter die Skyrmasse rühren bis ein glatter Teig entsteht.
4. Den Teig in die Muffinformen füllen und ca. 20 Min im Backofen backen.

Skyr Low-Carb-Ausstecherle

Plätzchen kalorienarm nach Herzenslust naschen

Zutaten

- 250 g Skyr
- 300 g Mandelmehl
- 70 g Erythrit oder Xylit
- 2 Eier
- 5 EL Milch
- 6 EL Rapsöl
- 1 gestrichener TL Vanillepulver
- 1 Pckg Backpulver
- abgeriebene Schale einer ½ Bio- Zitrone
- 50 g Kokosöl
- je nach Belieben 1 EL Zimt oder Keksgewürz

Zubereitung

1. Skyr, Eier, Milch, Rapsöl, Vanillepulver und die abge-riebene Zitronenschale zu einer glatten Masse ver-rühren.
2. Das Mandelmehl, das Backpulver, das Erythrit und den Zimt bzw. das Keksgewürz dazugeben und alles zu einem glatten Knetteig verarbeiten. Sollte der Teig zu trocken sein, einfach noch etwas Milch oder Öl dazugeben bis er geschmeidiger ist. Den Teig dann zugedeckt 30 Minuten ruhen lassen.
3. Nach der Ruhezeit den Backofen auf 180 °C Ober/Unterhitze vorheizen und ein Backblech mit Backpapier auslegen.

4. Den Teig nochmal gut kneten, auf etwas Mandelmehl ausrollen und Plätzchen in beliebiger Form
   ausstechen.
5. Das Kokosöl schmelzen und damit die Kekse einpin-
   seln, damit sie beim Backen nicht zu trocken und
   hart werden.
6. Kekse in den Backofen schieben und ca. 15 Minuten
   backen.

Mandel-Chia-Skyr-Brot

Gesundes Brot ohne Getreide

Zutaten

- 500 g Skyr
- 300 g Mandelmehl oder gemahlene Mandeln
- 50 g Chiasamen
- 2 große oder 3 kleine Eier
- 5 g Backpulver
- 1 TL Flohsamenschalen (alternativ: Guarkern- oder Johannisbrotkernmehl)
- 1 TL Salz
- 50 g Sonnenblumen- oder Kürbiskerne oder Leinsamen
- event. etwas Butter zum Einfetten der Backform

Zubereitung

1. Backofen auf 180 °C Umluft vorheizen und ein Backofenrost mit Backpapier auslegen oder eine Brotbackform mit Butter einfetten.
2. Alle Zutaten (außer die Sonnenblumenkerne bzw. Kürbiskerne oder Leinsamen) zu einem Teig verarbeiten und diesen 10-15 Min ziehen lassen, damit die Chia- und Flohsamen quellen können.
3. Anschließend einen Brotlaib formen und auf das Backofenrost legen oder den Teig in der Brotbackform auslegen.
4. Das Brot nun etwa 1 cm der Länge nach einschneiden und mit den Sonnenblumenkernen bestreuen.
5. Ca. 60 Minuten im Backofen backen.

Nussiges Skyr-Brot

Gesünder geht`s nicht

Zutaten

- ca. 650 g Nüsse, Körner, Samen und Saaten je nach Belieben (z. B. 150 g Sesam, 100 g Leinsamen, 70 g Sonnenblumenkerne, 70 g Kürbiskerne, 60 g gehackte Mandeln, 60 g gehackte Walnüsse, 50 g ganze Haselnüsse, 40 g Pinienkerne, 40g gehackte Cashewnüsse)
- 200 g Skyr
- 3 EL Chiasamen
- 6 EL Wasser
- 3 Eier
- 2 EL Rapsöl
- etwas Butter zum Einfetten für die Backform

Zubereitung

1. Den Backofen auf 160 °C Umluft oder 180 °C Ober/Unterhitze vorheizen und eine Kastenform mit Butter einfetten.
2. Die Chiasamen ins Wasser geben, kurz umrühren und etwa 20 Min. quellen lassen.
3. Nach der Quellzeit alle Zutaten miteinander vermengen und gut verrühren.
4. Die Masse in die Kastenform geben und je nach Belieben mit Saaten (z. B. Sesam und Leinsamen) bestreuen.
5. Dann etwa 1 Stunde backen.

Frühstücksbrötchen

Auch bei einer Low-Carb-Diät muss man nicht auf leckere Brötchen verzichten

Zutaten für 8-10 Brötchen

- 350 g Skyr
- 6 Eier
- 100 g Salatkerne-Mix (fertig gekauft oder selbst mixen, z. B. Sesam, Leinsamen, Sonnenblumen- und Kürbiskerne)
- 1 Msp. Backpulver
- 1 Prise Salz

Zubereitung

1. Den Backofen auf 180 °C Umluft vorheizen und ein Backblech- oder rost mit Backpapier auslegen.
2. Eigelb und Eiweiß trennen. Eigelb mit Skyr, Salz und Backpulver zu einer homogenen Masse verrühren.
3. Eiweiß steif schlagen und unter die Skyrmasse heben und vorsichtig verrühren.
4. Nun mit einem Löffel nacheinander 8-10 Portionen zu je einem Brötchen formen und auf das Backblech/Rost geben. Zum Schluss mit den Körnern bestreuen.
5. 20 - 30 Minuten im Backofen backen.
6. Nach der Backzeit den Ofen ausstellen und die Brötchen im Ofen abkühlen lassen. Wenn sie sofort aus dem Ofen genommen werden, fallen sie durch den Kälteschock eventuell zusammen.

Nachwort

Ich hoffe, ich konnte Ihnen mit diesem Buch genügend Informationen zum Trendprodukt Skyr liefern und Ihnen die Vorzüge von Skyr in Kombination mit einer Low-Carb-Diät näherbringen. Außerdem liegt es mir am Herzen, Sie ein wenig für das komplexe Thema "Ernährung" sensibilisiert zu haben, so dass Sie sich zukünftig mehr Gedanken darüber machen, welche Lebensmittel Sie zu sich nehmen und was diese in Ihrem Körper bewirken.

Nun liebe Leserin, lieber Leser, sind Sie gefragt, die Ernährungsempfehlungen umzusetzen und so erste Erfolge zu erzielen. Doch machen Sie sich das Abnehmen bitte nicht zum Krampf. Alles, was gemacht werden "muss", kostet immer Überwindung und fällt schwerer. Meistens geht es leichter, wenn man Schritt für Schritt seine Ernährung umstellt und erst einmal nur 1-2 Maßnahmen ergreift, denn dann fühlt es nicht wie Arbeit an, sondern bringt sogar noch Spaß.

In diesem Sinne wünsche ich Ihnen viel Vergnügen beim Kochen und Backen, beim gesunden Schlemmen und natürlich auch beim Abnehmen!

Ihre Celyn Welsh

Solfeggio Frequenzen - Wie Sie mit heilenden Tönen, Klängen und Schwingungen Ihre Selbstheilungskräfte aktivieren, Stress abbauen und zu neuer Gesundheit gelangen

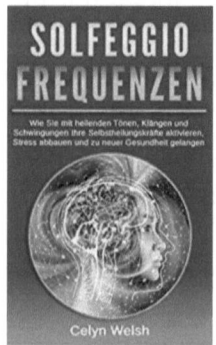

von Celyn Welsh – ISBN: 978-1672377898

Aktivieren Sie mit den Solfeggio-Frequenzen Ihre Selbstheilungskräfte und bringen Sie Ihren Körper, Ihren Geist und Ihre Seele wieder ins Gleichgewicht.

Sind Sie häufig gestresst und erschöpft und fühlen sich oft müde und energielos? Haben Sie gesundheitliche Probleme oder sogar eine chronische Krankheit? Kommen Sie von Ihren negativen Glaubenssätzen und Verhaltensmustern nicht los, obwohl Sie schon so viele Techniken und Therapien ausprobiert haben? Möchten Sie persönlich und spirituell wachsen und Ihr Bewusstsein erweitern?

Dann tauchen Sie ein in die Welt der heiligen Solfeggio-Frequenzen! Schon seit der Antike wird ihnen eine regenerierende, harmonisierende und heilende Wirkung nachgesagt. Das Hören der Solfeggio-Frequenzen soll Selbstheilungsprozesse anregen und unseren Körper und unseren Geist von Blockaden befreien, so dass wir wieder mehr Lebenskraft und Energie zur Verfügung haben. Zusätzlich sorgen die Frequenzen für Entspannung und bringen uns wieder ins Gleichgewicht. So kann Heilung auf allen Ebenen geschehen. Neueste Forschungsergebnisse zeigen sogar, dass die Frequenzen in der Lage sind unsere DNA zu reparieren und unsere Zellen zu erneuern. Nun gewinnen die Solfeggio-Frequenzen als alternative Heilmethode immer mehr an Bedeutung und finden immer mehr Verbreitung. In diesem Buch erfahren Sie alles über die Entstehung der Solfeggio-Frequenzen, ihre Wiederentdeckung und Entschlüsselung und ihre positiven Effekte und Anwendungsmöglichkeiten.

Sie sind neugierig geworden auf die Heilwirkungen der Solfeggio-Frequenzen? Dann starten Sie noch heute mit dem Buch und den Solfeggio-Frequenzen und leiten Sie eine neue Ära der Heilung ein!